中医专科专病

临床技能提升丛书

图解腰椎间盘突出症中医外治法

主 编◎吴文忠 吴晓亮

中国健康传媒集团

中国医药科技出版社

内 容 提 要

　　本书系统介绍了常见腰椎间盘突出症的中医外治法，包括中医外治法在此类疾病的历史渊源、理论依据、常见的外治方法类型及注意事项，以及在临床如何应用如针灸、火针、皮内针、艾灸、耳针等技术治疗此类疾病。本书旨在全方位提高临床医生的外治法技能，实用性强，适用于中医师、中医院校学生和中医爱好者学习使用。

图书在版编目（CIP）数据

　　图解腰椎间盘突出症中医外治法 / 吴文忠，吴晓亮主编 . — 北京：中国医药科技出版社，2023.11
　　（中医专科专病临床技能提升丛书）
　　ISBN 978-7-5214-3832-1

　　Ⅰ . ①图…　Ⅱ . ①吴…　②吴…　Ⅲ . ①腰椎—椎间盘突出—中医治疗法　Ⅳ . ① R274.915

　　中国国家版本馆 CIP 数据核字（2023）第 055848 号

美术编辑　陈君杞
版式设计　也　在

出版　**中国健康传媒集团** | 中国医药科技出版社
地址　北京市海淀区文慧园北路甲 22 号
邮编　100082
电话　发行：010-62227427　邮购：010-62236938
网址　www.cmstp.com
规格　710×1000mm $^1/_{16}$
印张　11 $^1/_4$
字数　227 千字
版次　2023 年 11 月第 1 版
印次　2023 年 11 月第 1 次印刷
印刷　三河市万龙印装有限公司
经销　全国各地新华书店
书号　ISBN 978-7-5214-3832-1
定价　**45.00 元**

获取新书信息、投稿、为图书纠错，请扫码联系我们。

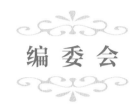

编 委 会

前 言

　　腰椎间盘突出症（腰痛）是影响健康的主要疾病之一，随着生活节奏和工作模式的改变，除了以往常见的体力劳动者，该病的易发人群还覆盖了伏案工作者、计算机办公者、久站职业者、长期空调生活环境下的新群体；除了常见的青壮年和老年群体，快速发育的肥胖青少年也成了该病的常见发病人群。腰椎间盘突出症是引起腰腿痛最主要的疾病，会诱发剧烈的腰痛和下肢疼痛症状，容易反复发作，严重者甚至影响到大小便功能和下肢运动功能，因此也是脊柱外科手术治疗最多的疾病，其高发病率、高手术率、高并发症发生率、高再次手术率一直是临床中十分棘手的问题。随着手术术式和内窥镜的不断发展，腰椎间盘突出症手术干预的数量也在逐年升高，但各种手术的成功率却差异很大。事实上，绝大多数腰椎间盘突出症可以通过中医外治法等保守治疗消除腰痛症状，达到临床治愈的目的。

　　在宋代严用和《济生方》中记载："痹之为病，寒多则痛，风多则行，湿多则着，在骨则重而不举，在脉则血凝而不流……白虎历节，由体虚之人将理失宜，受风寒湿毒之气，使筋脉凝滞，血气不流，蕴于骨节之间，或在四肢，肉色不变，其病日轻夜剧，其痛彻骨，如虎之啮。"从古代体力劳动、风寒湿侵袭发而为病，到现今久坐体虚、挟寒挟瘀等，以腰椎间盘突出症为典型代表的腰痛类疾病，属于中医学的痹证，其发病在于筋脉凝滞、血气不流、蕴于骨节之间，有着相同的机制，在不同部位发病，进而表现为不同的症状，例如以下肢疼痛、间歇性跛行为主要症状的临床疾病多见于腰椎椎管狭窄和下肢动脉栓塞，而这正是"在骨则重而不举，在脉则血凝而不流"的不同临床表现。以腰痛为主要症状的临床疾病多见于腰肌劳损、腰椎间盘突出症、肌筋膜炎等，均属于外邪侵袭肌肉、椎间盘、筋膜等不同结构发而为病。

中医理论认为人是一个有机的整体，朱丹溪云："欲知其内者，当以观乎外；诊于外者，斯以知其内，概有诸内者必形诸外。"五脏以经络为联系通路，与六腑相表里，外合五体筋、脉、肉、皮、骨，脉行其中濡养之。随着现代腰椎间盘突出症从理论到实践的不断完善和丰富，我们逐渐发现其更加贴近中医整体观和辨证论治的核心理念，不再着眼于单独结构的变化，开始从软组织变化、核心肌群、双下肢、骨盆、足踝、脊柱结构等整体关系和不同分型来进一步制定治疗方案，而这也正是中医外治法的最大优势。近年来，腰椎间盘突出症的中医外治方法也逐渐从单一手段转向不同外治法的组合式治疗方案，从不同结构、不同角度、不同证型来实现综合治疗，最大程度发挥了外治法刺激弱、痛苦少、创伤小、作用强、持续久、效应大的特点和优势。

如今，中医治疗腰椎间盘突出症已形成了多样化的特色疗法，如针灸、中药熏蒸、穴位贴敷、膏药、艾灸、脊柱推拿、牵引、埋线疗法、割治或挑治等。在国外，腰椎间盘突出症被认为需要接受手术治疗的患者不超过5%，远低于国内的10%，因此中医外治法在保守治疗腰椎间盘突出症方面发挥着重要作用。仅仅针灸这一疗法就在传统九针的基础上创新出了火针、腕踝针、芒针、浮针、筋针、滞动针、岐黄针、平衡针、腹针、耳针、眼针、颊针、手针、针刀、结构针灸、黄帝内针、穴位注射、穴位埋线等特色技术，并随着现代科学技术的不断发展，吸收了新的元素，增加了可视化针刀技术、管针、筋针刀、银质针、中药离子导入及中药针剂灌注技术等，融合了现代微创理念，开拓了新的治疗方法和给药途径。传统推拿手法在脊柱平衡和力学的基础上，创新了脊柱推拿、脏腑推拿、龙氏正骨、罗氏正骨、冯氏正骨、美式正脊、运动疗法、筋膜手法等技术，可在脊柱针对性的前屈后伸旋转过程中整复错位关节，调整脊柱和骨盆平衡，平衡肌肉状态，松解粘连，降低椎间盘内压力，甚至可使突出的髓核达到还纳或无害化。艾灸疗法在传统灸法的基础上进一步创新出热敏灸、雷火灸、动力灸、铺灸、罐灸、电子灸等疗法，针对特定证型的腰痛有着良好的效果。上述中医外治疗法容易在临床上被腰椎间盘突出症患者接受，有着简便、安全、有效的优势。随着对该病的认识加深和完善，中医外治技术的优势更加明显，尤其是"椎间盘再吸收现象"逐渐被学术界认可，使中医外治法的应用更广泛，地位得到了巨大的提升。随着影像学检查的快速发展，以及肌骨超声设备的推广，使得中医外治法更具精准性和安全性，能够快速缩短病程、提高临床疗效，也更容易促进中医外治法的推广和技术规范发展。因此，在现有腰椎间盘突出症临床治疗方案基础上，利用现代科学技术手段如影像学检查、红外成像设备、肌骨超声设备进一步提高中医外治技术的精准和规范的同时，完善中医外治法的整体观，兼顾腰椎弧度和骨盆位置；松解腰背筋膜的同时，重点照顾腹部肌肉；在遵循治疗规范方案的同时，还需要着重突出个体化治疗，因人（结构）制宜、因时（病程）制宜、因证（表现）制宜，将骨关节损伤、软组织损伤的治疗理念紧密结合，发挥中医外治法治疗腰椎间盘突出症的临床效应和重要优势，让越来越多的患者终身受益。

部分外治法专业性较强，须在专业医师指导下进行。

由于时间有限，书中难免存在疏漏和不当之处，敬请批评指证。

编者

2023 年 5 月

目 录

总论

第一章 西医对腰椎间盘突出症的 认识 / 2

第一节 腰椎间盘突出症概述 / 2

一、定义 / 2

二、自然病程 / 2

三、解剖基础 / 2

第二节 腰椎间盘突出症的诊断 / 5

一、症状 / 5

二、体征 / 6

三、辅助检查 / 6

四、诊断标准 / 8

第三节 腰椎间盘突出症的分型与分期 / 8

一、分型 / 8

二、分期 / 10

第四节 腰椎间盘突出症的治疗 / 11

一、保守治疗 / 11

二、手术治疗 / 13

第五节 腰椎间盘突出症的易发人群 / 15

第二章 中医对腰椎间盘突出症的认识 / 16

第一节 腰椎间盘突出症的中医理论依据 / 16
一、腰痛与脏腑 / 16
二、腰痛与经络 / 17
三、中医络病学说 / 17

第二节 腰椎间盘突出症的中医治法溯源 / 18
第三节 病因病机与辨证分型 / 19
一、病因病机 / 19
二、辨证分型 / 19

第三章 腰椎间盘突出症常用外治法介绍 / 21

第一节 传统中医外治法 / 21
一、放血疗法 / 21
二、拔罐疗法 / 25
三、刺络拔罐疗法 / 30
四、刮痧疗法 / 33
五、艾灸疗法 / 36
六、传统推拿手法 / 37
七、针刺疗法 / 44
八、火针疗法 / 48
九、耳针疗法 / 51

第二节 改良创新外治法 / 55
一、针刀疗法 / 55

二、热敏灸疗法 / 58

三、雷火灸疗法 / 61

四、药罐疗法 / 64

五、火龙罐疗法 / 66

六、穴位埋线疗法 / 68

七、穴位注射疗法 / 71

八、浮针疗法 / 74

九、腹针疗法 / 76

十、平衡针疗法 / 78

十一、筋针疗法 / 79

十二、筋骨针疗法 / 81

十三、银质针疗法 / 82

十四、滞动针疗法 / 83

十五、皮内针疗法 / 84

各
论

第四章 腰椎间盘突出辨证外治法治疗 / 88

第一节 急性腰椎间盘突出症 / 88

一、概念 / 88

二、分期分型 / 89

三、外治法特色治疗方案 / 89

第二节 肾虚型腰椎间盘突出症 / 97

一、概念 / 97

二、诊断要点 / 97

三、治疗难点 / 98

四、外治法特色治疗方案 / 98

第三节　瘀血型腰椎间盘突出症 / 112

一、概念 / 112

二、诊断要点 / 112

三、治疗难点 / 112

四、外治法特色治疗方案 / 113

第四节　寒湿型腰椎间盘突出症 / 128

一、概念 / 128

二、诊断要点 / 128

三、治疗难点 / 129

四、外治法特色治疗方案 / 129

第五节　湿热型腰椎间盘突出症 / 142

一、概念 / 142

二、诊断要点 / 143

三、治疗难点 / 143

四、外治法特色治疗方案 / 143

附录　穴位定位索引 / 150

总论

第一章 西医对腰椎间盘突出症的认识

第一节 腰椎间盘突出症概述

一、定义

腰椎间盘突出症是在腰椎间盘突出的病理基础上，由突出的椎间盘组织刺激和（或）压迫神经根、马尾神经导致的临床综合征，表现为腰痛、下肢放射痛、下肢麻木、下肢无力、大小便功能障碍等。腰椎间盘突出症的概念最早于 1932 年被提出，后随着软组织损伤等概念的提出，关于腰椎间盘突出症的基础研究、病因病理、诊断治疗等方面的文献逐渐增多，最后完善并形成了对腰椎间盘突出症的客观共识。

二、自然病程

目前关于腰椎间盘突出症自然病程的研究，多限于影像学及临床随访。大部分证据表明，突出的椎间盘通常会随时间推移出现不同程度的萎缩，患者临床功能也会随之改善，但多见于非包容性椎间盘突出；也有相关证据表明腰椎间盘突出症症状的改善与突出椎间盘的体积、椎间盘退变的变化无关，其具体机制尚不明确。

三、解剖基础

腰椎间盘是连结相邻两个腰椎椎体的纤维软骨盘，由两部分构成，中央部为髓核，是柔软而富有弹性的胶状物质，为胚胎时脊索的残留物，主要由胶质基质组成；周围部为纤维环，由多层纤维软骨环按同心圆排列组成，富于坚韧性，可牢固地连结各椎体上、下面，保护髓核并限制髓核向周围膨出。腰部的椎间盘前厚后薄，其厚薄和大小可随年龄而有差异。

椎间盘既坚韧，又富弹性，承受压力时可以被压缩，除去压力后又可以复原，具有"弹性垫"样作用，可缓冲外力对脊柱的震动，也可增加脊柱的运动幅度。腰部的椎间盘最厚，所以腰椎的活动度较大。

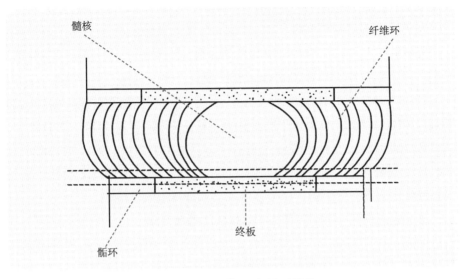

图 1-1-1　腰椎间盘解剖结构

（一）腰部脊柱区的层次结构

（1）皮肤和浅筋膜。

（2）背阔肌腱膜。

（3）中间的棘上韧带。

（4）中间的棘间韧带、脊柱两侧的竖脊肌。

（5）弓间韧带和横突棘肌。

（6）椎管、肋间肌。

（7）硬膜外腔、脊髓被膜、脊髓等。

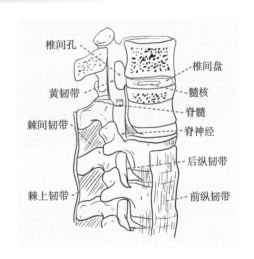

图 1-1-2　腰椎结构

（二）腰椎间盘突出症的相关肌肉

腰背筋膜为人体内最坚固的筋膜之一，分浅、深 2 层。浅层坚韧而厚，经过骶棘肌的后方附着于棘突顶部和棘上韧带；深层行于骶棘肌和腰方肌之间，借集合纤维附着于腰椎横突末端，向上附着于第 1 肋，向下附着于髂骶嵴。

腹横肌行于腰方肌外侧缘时移行于腰背筋膜，附于横突末端。腹横肌与腹壁其他肌肉组成所谓的"腹压肌"以支持腹内压，因此腹压的变化可通过腹横肌影响到横突末端。

竖脊肌、腰大肌、腰方肌围绕各节段横突为中心，正好呈现"三叶草"形态。竖脊肌总束起自骶骨背面、腰椎棘突、髂嵴后部及腰背筋膜，肌束向上，由内向外逐渐分为并列的三个纵行肌柱：外侧为髂肋肌、中部为最长肌、内侧为棘肌，分别止于肋骨肋角下缘、颈椎和胸椎横突、颞骨乳突、颈椎和胸椎棘突。竖脊肌深部为短肌，有明显的节段性，连于相邻两个椎骨或数个椎骨之间，能够加强椎骨之间的连接和脊柱运动的灵活性，是最容易受到伤害的背部肌肉，其受伤往往会造成神经剧烈疼痛。

腰大肌起自第12胸椎和5个腰椎及其各横突上，止于股骨小粗隆，作用是屈髋，亦可协助腹直肌使脊柱向前弯曲。腰小肌比腰大肌更窄且走行于其上方，起于下位胸椎和上位腰椎侧方，汇聚为一似皮带的肌腱，止于髂骨筋膜。髂肌起于髂骨侧翼的内面（即髂窝），向下穿过骨盆与腰肌肌腱联合，止于股骨小转子。腰肌与髂肌一起合称为髂腰肌，对大腿的前摆起重要作用。髂腰肌收缩能够使骨盆向前施转，增加腰椎的曲度，还可与背部伸肌协调作用，维持脊柱处于中立位，同时能够稳固骨盆，并使腰椎伸展。常采用正踢腿、负重高抬腿跑、悬垂举腿、仰卧起坐等辅助练习发展髂腰肌的力量。

腰方肌位于腰椎外侧，腰背筋膜的前面，其形状呈平行四边形，起于髂嵴内侧半，向上延伸附着于末肋的内侧，并分出肌纤维小束止于腰椎横突末端，主要作用是向下牵拉肋骨使脊柱侧弯。

（三）腰背部常用体表标志

（1）髂嵴：髂骨的上缘游离增厚形成髂嵴，其最高点连线约平第4腰椎棘突，是督脉经和膀胱经第1、第2侧线腰部穴位定位的主要依据。

（2）背纵沟：为背部正中纵行的浅沟，在沟底可触及各椎骨的棘突。头俯下时，平肩处可摸到显著突起的第7颈椎棘突。脊柱下端可摸到尾骨尖和骶管裂孔。

（3）背阔肌：为覆盖腰部及胸部下份的阔肌，运动时可辨认其轮廓。

（4）骶管裂孔：骶骨的骶管向下的开口，此处正当"腰俞"穴。

（5）骶后孔、骶角：骶骨后面的4对孔，内有神经血管通过。临床上颇有奇效的"八髎"穴就定在骶后孔处。骶管裂孔两侧的突起叫骶角。

（6）髂后上棘：髂骨上缘肥厚髂嵴的后端突起。瘦人为一骨性突起，皮下脂肪较多者则为一皮肤凹陷，此棘平对第2骶椎棘突。

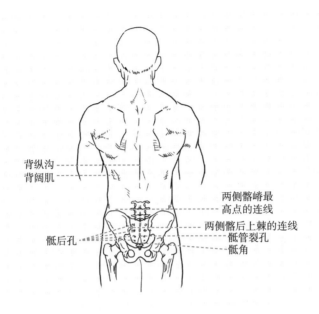

图1-1-3　腰背部常用体表标志

第二节　腰椎间盘突出症的诊断

一、症状

（1）放射性神经根性痛。当腰椎间盘突出压迫坐骨神经时，会引起下肢的放射性疼痛，疼痛会沿着腰部、臀部向足部放射，严重影响患者的行走和站立，使患者备受折磨。

（2）受累神经根支配的肌肉无力和（或）神经支配区感觉异常。当腰椎间盘突出压迫股神经时，会引起患者有腹股沟和大腿前侧疼痛不适、感觉异常等症状；压迫闭孔神经时，会引起臀部深层等部位的疼痛或麻木。

（3）可伴有急性或慢性腰背部疼痛，腰部活动受限或代偿性侧凸。

（4）儿童及青少年腰椎间盘突出症患者常表现为腘绳肌紧张。

（5）马尾综合征。当腰椎间盘突出压迫马尾神经时，会引起马尾综合征，主要症状表现为小便无力、大小便失禁等，不仅使患者自身受累，也给家庭和社会带来很大的负担。

二、体征

（1）受累神经根支配的运动和（或）感觉障碍，腱反射减弱。

［腰 3 神经根损害］仅在大腿外侧及前面出现感觉减退或者过敏，疼痛从臀部后面放射到股骨粗隆，大腿前、外侧，股骨下端及内踝部，膝腱反射减弱或消失。

［腰 4 神经根损害］臀部外侧、股骨外上至膝关节前面、小腿前内侧至足的内面出现感觉障碍，且以下段明显，疼痛沿此分布区自臀部向足弓放射，同时伴有股四头肌及胫骨前肌麻痹。

［腰 5 神经根损害］小腿外侧、足跟背面、拇趾背面及外侧感觉减退，疼痛自臀后经大腿、膝关节、小腿外侧斜向足背放射至拇趾。

［腰 4~ 腰 5 神经根损害］除有腰 4 和腰 5 神经根损害的各自表现外，尤为小腿外侧面至足背的感觉障碍突出，伴有足趾背屈障碍，尤以拇趾背屈障碍为著。

［骶 1 神经根损害］大腿后外侧、小腿后部至足外侧面出现感觉障碍，疼痛自臀部后面沿其神经分布区放射至小趾。

［腰 5~ 骶 1 神经根联合损害］小腿前后及外侧至足底部全部出现感觉障碍，疼痛自臀后放射至相应区域，伴小腿三头肌、屈跖肌麻痹，跟腱反射减退或消失。

（2）神经牵拉试验阳性，主要包括股神经牵拉试验、直腿抬高试验、对侧直腿抬高试验、拉塞格征和对侧拉塞格征。

（3）腰椎局部压痛，腰部活动受限，椎旁肌紧张或痉挛。

（4）马尾综合征可出现会阴部感觉障碍，肛门括约肌无力及松弛。马尾神经根损害时，可以表现为腰 2 以下各种神经损害症状。

三、辅助检查

（一）X 线检查

（1）脊柱腰段外形的改变：正位片上可见腰椎侧弯、椎体偏歪、旋转、小关节对合不良；侧位片可见腰椎生理前凸明显减小、消失，甚至反常后凸，腰骶角小。

（2）椎体外形的改变：椎体下缘后半部浅弧形压迹。

（3）椎间隙的改变：正位片可见椎间隙左右不等宽，侧位片可见椎间隙前后等宽甚至前窄后宽。

（二）CT检查

（1）突出物征象：突出的椎间盘超出椎体边缘，与椎间盘密度相同或稍低于椎间盘的密度，结节或不规则块。当碎块较小而外面有后缘韧带包裹时，软组织块影与椎间盘影相连续；当突出块较大时，在椎间盘平面以外的层面上也可显示软组织密度影；当碎块已穿破后纵韧带时，与椎间盘失去连续性，除了在一个层面移动外，还可上下迁移。

（2）压迫征象：硬膜囊和神经根受压变形、移位、消失。

（3）伴发征象：黄韧带肥厚、椎体后缘骨赘、小关节突增生、中央椎管及侧隐窝狭窄。

（三）MRI检查

（1）椎间盘突出物与原髓核在几个相邻矢状层面上都能显示分离影像。

（2）突出物超过椎体后缘，重者呈游离状。

（3）突出物的顶端缺乏纤维环形成的线条状信号区，与硬膜及其外方脂肪的界限不清。

（4）突出物脱离原处，移位到椎体后缘上或下方。如有钙化，其信号强度会明显减低。

（四）脊髓造影和椎间盘造影

若患者体内有特殊金属内植物（如心脏起搏器）无法行MRI检查，可行脊髓造影、CT脊髓造影间接观察神经受压情况。脊髓造影、CT脊髓造影对有腰椎手术史的患者更有优势。

在诊断腰椎椎间盘源性腰痛、症状体征与影像学不符合的病例以及腰椎间盘突出症再手术的术前计划制定时，可行椎间盘造影、CT椎间盘造影辅助诊断和制订手术策略。

（五）选择性神经根造影和神经根阻滞

选择性神经根造影、神经根阻滞可用于腰椎间盘突出症的诊断及治疗。在诊断方面常用于以下情况：不典型的坐骨神经痛、影像学与症状体征不相符、多节段椎间盘突出明确责任间隙、腰椎手术失败后治疗计划的制定等。

（六）神经电生理检查

神经电生理检查对腰椎间盘突出症的诊断具有实用价值，可以在影像学证据的基础上进一步证实神经根损害的存在。

四、诊断标准

（1）下肢放射性疼痛，疼痛位置与相应受累神经支配区域相符。

（2）下肢感觉异常，相应受累神经支配区域皮肤浅感觉减弱。

（3）直腿抬高试验、直腿抬高加强试验、健侧直腿抬高试验或股神经牵拉试验阳性。

（4）腱反射较健侧减弱。

（5）肌力下降。

（6）腰椎 MRI 或 CT 显示椎间盘突出，压迫神经与症状、体征受累神经相符。

若前 5 项标准中符合其中 3 项，再结合第 6 项，即可诊断为腰椎间盘突出症。

第三节　腰椎间盘突出症的分型与分期

一、分型

腰椎间盘突出症根据其突出部位、突出方向等不同方面可以分为不同的临床分型。

（一）根据纤维环的完整性分型

（1）完整型：球状，纤维环内层纤维环撕裂，髓核仅渗入内层纤维，外层纤维不受影响，完整而无变形。

（2）膨出型：椭圆丘状，髓核突入破裂的内层纤维，引起外层纤维扭曲变形，但外层纤维仍完整而无断裂。

（3）突出型：纤维环内外层均断裂，但骨膜、韧带未断裂，髓核穿出纤维环向相邻椎体上下后面突出，但未能突破骨膜、后纵韧带的束缚而突出的髓核仍与中央髓核相连；

（4）游离脱落型：纤维环、骨膜、韧带均断裂，突出髓核与中央髓核分离，游离于髓管内或更远位置，久之游离髓核可钙化。

（二）根据腰椎间盘突出部位分型

（1）后外侧（旁中央）型：髓核向后外侧突出至侧隐窝，刺激压迫下位脊神经根，此型较多见，约占 4/5。突出物压迫或刺激神经根可引起根性放射性腿痛。根据突出物顶点与神经根的位置关系，又可分为根肩型、根腋型及根前型。

［根肩型］髓核突出位于神经根的外前方。临床表现为根性放射痛，脊柱多向健侧弯，向患侧凸。

［根腋型］髓核突出位于神经根的内前方。临床表现为根性放射痛，脊柱多向患侧弯，向健侧凸。

［根前型］髓核突出位于神经根的前方。临床表现为根性放射痛严重，脊柱生理前凸消失，前后活动均受限，多无侧弯畸形。

（2）中央型：髓核向后突出椎管，刺激压迫硬膜囊及脊髓。根据突出物顶点的位置又可分为 2 种。

［偏中央型］髓核突出位于椎间盘后方偏一侧，主要压迫一侧神经根及马尾神经，或两侧均受压，而一侧较重，一侧较轻。

［正中央型］髓核突出位于椎间盘后正中央，一般突出范围较大，或纤维环破裂，髓核和纤维环碎块聚集在后纵韧带下或经入椎管，两侧神经根及马尾神经广泛受压。

（3）极外侧型：髓核向后外侧突入侧隐窝外侧，椎间孔变形，刺激压迫同位脊神经根。

［椎间孔内型］隆起型的腰突髓核可直接向椎间孔内突出，破裂及游离

型的腰突髓核亦可逐渐经过后纵韧带下或经椎管进入椎间孔，压迫神经根及神经节，临床上可产生剧烈的根性痛。

［椎间孔外型］突出物位于椎间孔外侧，则脊神经在突出物与横突间韧带之间受压。

（4）隐匿型：患者在正常载荷下即可出现反复发作和不易缓解的顽固性腰部疼痛，但不伴下肢放射痛和间歇性跛行。X线、CT检查均为阴性，MRI检查病变椎间盘髓核T2加权像为低信号或正常。此型不易与其他原因引起的下腰痛相区别，椎间盘造影是确诊隐匿型腰椎间盘突出症的关键。

（三）根据腰椎间盘突出方向分型

（1）椎内突出：髓核通过破裂的脆弱软骨板，向椎体骨松质内突入，形成施莫尔结节，椎间隙变窄。

（2）前向突出：髓核向前突出，因受坚强的前纵韧带所限，较少发生，加之前面是腹后壁，空间较多，一般无临床症状。

（3）前下突出：髓核经过骨片与椎体裂隙突入前纵韧带的后面。

（4）后向突出：髓核向后突入椎管，由于受后纵韧带限制，一般向侧后方突出，少数可突破后纵韧带向后突出。

（5）后外突出：髓核向后外侧突出至侧隐窝、椎间孔，甚至椎间孔外更远部位。

（四）根据腰椎间盘突出程度分型

主要分为突出大小、有无炎症水肿、是否钙化等，一般通过MRI可加以区别。

二、分期

腰椎间盘突出症的基本病理变化是椎间盘的退变。退变蕴含了两方面的涵义：一方面为组织衰老，即随年龄而出现改变的积累；另一方面，退变是指随着细胞或组织的退行性病理改变而出现的生物化学的改变，进而引起组织物理特性的衰变，并最终表现为功能的破坏和丧失。椎间盘退变可以被临床描述为正常稳定性和活动性的丧失。根据其退变过程及不同表现相对应地分成3个临床分期。功能障碍期属于退变早期，椎间盘相对稳定，临床症状较轻；进入退变失稳期，椎间盘突出明显，伴不稳定，临床表现较为严重；最后阶段是增生狭窄期，骨赘增生，关节突肥大，形成节段性僵硬，椎管狭窄，虽然相对重新稳定，但是狭窄导致的神经功能障碍表现较为明显。

1. Ⅰ期（功能障碍期）

一般发生在 15~39 岁之间，椎间盘生物合成活性逐步降低，胶原降解逐渐减少，特点为椎间盘纤维环的周缘性和放射状撕裂，以及小关节的局限性滑膜炎。临床表现以腰痛为主，腰椎核磁共振显示椎间盘轻度退变，T2 加权像信号强度轻微降低。

2. Ⅱ期（退变失稳期）

一般发生在 40~59 岁之间，此期椎间盘蛋白多糖、Ⅱ型胶原生物合成减少，降解增加，Ⅰ型胶原合成增加，表现为椎间盘内部撕裂、进行性吸收、小关节退变伴有关节囊松弛、半脱位和关节面破坏。临床表现以腿痛症状为主，伴有部分神经功能障碍，MRI 显示椎间盘中重度退变，T2 加权像信号强度中重度降低，椎间盘高度降低，椎间隙狭窄。

3. Ⅲ期（增生狭窄期）

一般发生在 60 岁以上患者，该期椎间盘纤维化、老化，其周围和小关节内骨赘进行性增生，导致节段性僵硬或明显的强直，骨质过度增生压迫神经组织产生以下肢麻木疼痛为主要表现的神经功能障碍。MRI 显示髓核游走、皱缩、钙化，间盘内积气，出现真空征，T2 加权像整个椎间盘为不均匀高信号。

第四节　腰椎间盘突出症的治疗

一、保守治疗

腰椎间盘突出症有良性的自然病程，大部分腰椎间盘突出症的患者经保守治疗症状均能得到改善。因此，非手术治疗应作为不伴有显著神经损害的腰椎间盘突出症患者首选治疗方法。突出的椎间盘随时间推移通常会出现不同程度的萎缩，临床功能得到改善。非手术治疗的成功率约为80%~90%，但临床症状复发率达 25%。

文献报道，多数腰椎间盘突出症患者的症状经保守治疗 6~12 周得到改善。因此，对无显著神经损害的病例，一般推荐保守治疗的时间为 6~12 周。

1. 卧床休息

卧床休息一直被认为是腰椎间盘突出症保守治疗最重要的方式之一。但越来越多的循证医学证据表明，卧床休息与正常的日常活动相比，并不能降低患者的疼痛程度及促进患者的功能恢复。

所以对疼痛严重需卧床休息的患者，应尽量缩短卧床时间，且在症状缓解后鼓励其尽早恢复适度的正常活动，同时需注意日常活动姿势，避免扭转、屈曲及过量负重。

2. 药物治疗

［非甾体类抗炎药］是治疗腰背痛的一线药物，可缓解慢性腰痛并改善功能状态，但对坐骨神经痛的改善效果并不明确，不同种类非甾体药物之间效果也未发现明显差异。

［阿片类止痛药］在减轻腰痛方面短期有益，但在坐骨神经痛患者的症状改善和功能恢复方面效果仍不明确，同时应关注药物长期使用的不良反应及药物依赖。

［糖皮质激素］全身应用可短期缓解疼痛，但缺乏长期随访的数据；考虑到激素全身使用带来的不良反应，不推荐长期使用。

［肌肉松弛剂］可用于急性期和亚急性期腰痛患者的药物治疗，但在治疗坐骨神经痛方面，是否选用肌肉松弛剂缺乏相关研究。

［抗抑郁药］抗抑郁药对慢性腰背痛和坐骨神经痛有一定疗效，但目前相关的高证据级别研究较少。

［其他药物］目前尚没有足够的证据支持麻醉镇静药、抗癫痫药等对腰椎间盘突出症患者的疗效。

3. 运动疗法

运动疗法包括核心肌群肌力训练、方向特异性训练等，应在康复医学专业人员的指导下进行针对性、个体化的运动治疗。运动疗法可在短期内缓解坐骨神经痛，但疼痛减轻幅度较小，长期随访患者在减轻疼痛或残疾方面没有明显获益。

4. 硬膜外注射

硬膜外类固醇激素注射可用于腰椎间盘突出症的诊断和治疗。对根性症状明显的腰椎间盘突出症患者，硬膜外类固醇激素注射短期内可改善症状，但长期作用并不显著。

5. 腰椎牵引

腰椎牵引是治疗腰椎间盘突出症的传统手段，但目前牵引治疗对缓解腰背痛和坐骨神经痛的价值缺乏高质量的循证医学证据支持。牵引治疗应在康复科专业医生的指导下进行，避免大重量、长时间牵引。

6. 手法治疗

手法治疗可改善腰背部疼痛和功能状态。对没有手术指征的轻中度腰骶神经痛患者可改善腰椎间盘突出所致的根性症状，但应注意手法治疗有加重腰椎间盘突出症的风险。

7. 其他

热敷、针灸、按摩、中药等对缓解腰椎间盘突出症的症状均有一定的效果。

二、手术治疗

与非手术治疗相比，手术治疗通常能更快、更大程度地改善症状。手术治疗方式是安全的，并发症的发生率也较低，但手术不能改善患者恢复工作的比例。

（一）手术适应证

（1）腰椎间盘突出症病史超过 6~12 周，经系统保守治疗无效；保守治疗过程中症状加重或反复发作。

（2）腰椎间盘突出症疼痛剧烈，或患者处于强迫体位，影响工作或生活。

（3）腰椎间盘突出症出现单根神经麻痹或马尾神经麻痹，表现为肌肉瘫痪，或出现直肠、膀胱症状。

（二）手术方式

腰椎间盘突出症的术式可分为 4 类：开放性手术、微创手术、腰椎融合术、腰椎人工椎间盘置换术。

1. 开放性手术

（1）后路腰椎突出椎间盘组织摘除术：应遵循椎板有限切除的原则，尽量减少对脊柱稳定性的破坏。手术中短期疗效优良率 90% 左右，长期随访（＞10 年）的优良率为 60%~80%。

（2）腹膜后入路椎间盘切除术：能够保留脊柱后方结构的完整性，但间接减压的理念使其不利于处理非包容型椎间盘突出，同时需联合融合技术。

2. 微创手术

（1）经皮穿刺介入手术：经皮穿刺介入手术主要包括经皮椎间盘切吸术、经皮椎间盘激光消融术、经皮椎间盘臭氧消融术及射频消融髓核成形术等。其工作原理是减少椎间盘内压，间接减轻神经根压迫。对椎间盘内压增高型的椎间盘突出有一定的疗效，不适用于游离或明显移位的椎间盘突出，需严格掌握手术适应证。

（2）显微腰椎间盘切除术：相对于开放手术，显微腰椎间盘切除术（包括通道辅助下的显微腰椎间盘切除术）同样安全、有效，可作为腰椎间盘突出症手术治疗的有效方式。

显微内窥镜腰椎间盘切除术是开放手术向微创手术的过渡，其安全性和有效性与开放手术相当，在住院天数、出血量、早期恢复工作等方面优于开放手术，可作为开放手术的替代方案。

（3）经皮内镜腰椎间盘切除术：是治疗腰椎间盘突出症的安全、有效的微创术式，与开放手术、显微或显微内窥镜腰椎间盘切除术的效果相同，而经皮内镜腰椎间盘切除术更加微创化，创伤更小、恢复更快。

3. 腰椎融合术

腰椎融合术一般不作为腰椎间盘突出症首选的手术方案，但以下情况可选择腰椎融合术：①腰椎间盘突出症伴明显的慢性轴性腰背痛；②巨大椎间盘突出、腰椎不稳；③复发性腰椎间盘突出，尤其是合并畸形、腰椎不稳或慢性腰背痛的情况。

4. 腰椎人工椎间盘置换术

腰椎人工椎间盘置换术主要用于腰椎椎间盘源性腰痛，包括包容型腰椎间盘突出症患者。大量超过 10 年的长期随访研究证实该技术具有不低于腰椎融合术的手术有效性和安全性，但其技术难度及技术要求较高。

（三）手术疗效的影响因素

［导致腰椎间盘突出症手术预后不良的因素有］吸烟、高龄、肥胖、糖尿病、抑郁症、术前肌力减退甚至完全性神经功能损伤、术前病程大于 3~6 个月、合并下肢骨关节病等。

第五节　腰椎间盘突出症的易发人群

从年龄上，本病一般发生在 20~40 岁之间；从性别上，腰椎间盘突出症多见于男性，因为男性体力活动较多、较频，腰部活动范围大；从体型上，一般过于肥胖或过于瘦弱的人易患本病；从职业上，劳动强度较大的产业工人多见；从姿势上，常常伏案工作的办公室工作人员及经常站立的售货员、纺织工人等较多见；从生活环境上，若环境经常潮湿或寒冷，则易发生腰椎间盘突出症；从女性的不同时期，产前、产后及更年期为女性患腰椎间盘突出症的危险期。

第二章 中医对腰椎间盘突出症的认识

第一节 腰椎间盘突出症的中医理论依据

腰椎间盘突出症作为西医学病名，在古代中医并没有记载，古代常将腰椎间盘突出和其他软组织腰部疾病统称为腰痛。根据中医传统命名法及临床表现，从病症结合入手，可将该病归属于中医经络肢体病中的"腰痛""腰腿痛"范畴。

中医理论的精髓是整体观念和辨证论治。中医理论认为人是一个有机的整体，以五脏为中心，五脏以经络为联系通路，与六腑相表里，外合五体筋、脉、肉、皮、骨，脉行其中濡养之。

一、腰痛与脏腑

腰为肾之府，肾主骨，肝主筋，脾主肉，所以外在的筋、骨、肉的病症可以反映肝、肾、脾的脏腑功能。肾在体合骨，生髓，通脑。肾藏精，精生髓，髓养骨，诸髓皆为肾中精气所化生，肾不生精则髓不能满。全身骨骼的支撑和运动维持，均取决于肾，故腰椎、腰部筋脉有赖于肾之精气的充养。《素问·脉要精微论篇》云："腰者，肾之府，转摇不能肾将惫也。"肾虚则骨髓空虚，骨不坚则易闪错。"肾之经络，经入脊内，贯脊至腰，络膀胱。"肾与膀胱相表里，膀胱经挟脊，抵腰络肾，并下行臀股后外侧，沿小腿后行于足背外侧，至于足小趾至阴穴。故肾之经脉病变常可引起腰臀部的疼痛并向下肢放射。

肝在体合筋。肝肾同源，肝主筋，筋司关节。《黄帝内经》提出："宗筋主束骨而利关节也"；《类经》提出经筋"联缀百骸""维络周身"，有约束骨骼、利关节屈伸、连接四肢百骸的作用。"肌肉解利"是经筋的生理常态。肝血不足，血不养筋，筋脉失养，筋骨不坚，故见腰痛、膝软、胫酸、足跟痛，甚至腰脊不举、足不任身等症。

脾在体合肉。脾主肌肉，脾为后天之本，气血生化之源，肾精需要后天气血的不断充养。若脾运化不及，气血亏虚，血不养筋，先天之本不充，则筋骨不坚、肌肉无力。

二、腰痛与经络

经络是运行气血、沟通上下内外的通道，并有感应传导信息的作用。经筋是十二经脉连属的筋肉体系，皮部是十二经脉功能活动反映于体表皮肤的分区。经络在内络属于固定的脏腑，在外结聚于十二经筋，散于十二皮部。经络所过，主治所及。

经络系统相当于西医学所称的肌腱、韧带、筋膜和关节囊、神经、软骨等组织，《医部全录》提出："腰脊者，身之大关节也，故机关不利而腰不可以转也。"腰作为身之大关节也，由骨骼、肌肉、经筋参与构成。"宗筋主束骨而利关节也""肌肉解利"是腰椎的生理常态。腰椎间盘突出症以腰椎、椎间盘、周围软组织改变及压迫腰椎神经而出现的腰痛、腰腿痛等一系列症状为主要表现，中医认为是"筋出槽、骨错缝"，故腰痛与经络关系密切。根据十二经脉的经络循行及经筋损伤导致的肢体疼痛麻木等临床表现，进行病位、病性分析，是选经取穴治疗腰痛的前提。

三、中医络病学说

传统中医学认为络病是指络脉功能和（或）结构异常的一种病变。这一概念最早见于《灵枢》，后世医家在临床实践中逐渐将之归纳总结为络病证治理论。至清代，以叶天士为代表的吴门医派在总结前人经验的基础上将络病学说完善为较为全面的络病体系，并记载于《临证指南医案》。络病体系的形成在慢性疑难杂症的诊疗中具有里程碑一样的意义。腰椎间盘突出症的病情复杂，与络病机制有密切的关系。

中医学认为络脉是经脉的细小分支，是广泛存在于人体脏腑组织间的网络结构，对维持人体生命活动和保持人体内环境稳定、和谐具有重要作用。西医学从人体解剖中发现，腰椎间盘及其周围结构的动脉系统来源于腹主动脉，然后分出腰动脉，再分出节段性的根动脉，分出前、后支动脉，然后再逐级分成数支毛细血管。最主要的是椎间盘周围有椎管内、外静脉丛分布，尤其是椎管内的静脉系统，与络脉"支横别出，逐层细分""不断分支""络体细窄迂曲"的结构特点相吻合，与络病学说孙络的生理功能相吻合。因此从现代人体解剖结构上来说，椎间盘周围的血管系统与络病学说中的络脉有相通的地方。

由于络脉的生理特点和其运行气血的生理功能，络脉致病的特点往往表现为易滞易瘀、易入难出、易积成形，其病理实质可概括为"不通"。因此从络脉的致病特点及病理表现出发，络病治疗的根本目的在于保持络脉中气血运行通畅，治疗原则即"络以通为用"。

第二节 腰椎间盘突出症的中医治法溯源

中医治疗腰痛（腰椎间盘突出症）有着悠久的历史，秦汉之前多以引导、砭灸等外治法为主，形成"牵引""针灸"的雏形。《素问·血气形志篇》中"经络不通，病生于不仁，治之于按摩醪酒"是中医推拿、外用药酒疗法的最早记载。内服中药治疗始于《金匮要略》所载肾着汤和肾气丸。汉代华佗创编了"五禽之戏"，记载了"引挽腰体，动诸关节"的康复和预防锻炼方法。

晋代《肘后救卒方》记载了腰痛的中药内服和外用药物结合疗法，对筋伤、肿胀、疼痛采用活血化瘀药内服，加用酒剂以增强活血力量，或用中药外敷，或用药酒、药醋涂擦患处以缓解症状。早在隋代巢元方《诸病源候论·腰背痛诸候》即将腰背痛分为肾虚、风痹、劳伤、闪挫、卧湿5种，并进行较系统的病因分类。唐代孙思邈《备急千金要方》不仅记载了筋伤的内外用药，还记载了老子按摩法、天竺国按摩法，归纳了擦、捻、抱、推、振、打、顿等治疗手法，丰富了推拿学的治疗内容，提出了内外用药结合推拿的综合治疗理念。《仙授理伤续断秘方》强调动静结合、筋骨并重、内外兼治、医患结合的治疗思想，首次强调了患者依从性和康复锻炼的重要性，形成了中医综合治疗筋骨病症的理念。

至宋代，各医家逐步确立了治疗创伤的活血化瘀、养血舒筋、培元固肾三期用药原则，并配合以辛热芳香、温经散寒和活血定痛功效为主的洗药、熨药、贴药和敷药等外治方法，奠定了内外用药的基本治疗原则和方法。清代王清任《医林改错》根据"痛久必有瘀血"，以活血化瘀法为主，首创身痛逐瘀汤治疗瘀血腰痛，逐步使腰痛等筋伤病症从病因、病机、立法、方药上更趋完善。

中医治疗腰痛具有很丰富的经验，在几千年中华民族的生存繁衍历程中发挥着重要作用，这些理论和治疗方法在当今腰痛（腰椎间盘突出症）治疗中仍有指导意义。

<h1 style="text-align:center">第三节　病因病机与辨证分型</h1>

一、病因病机

本病属于中医学"腰痛""痹证"之范畴，其病因病机在于肝肾不足，气滞血瘀。

肾主骨生髓，肝主筋而藏血，可见此病的发生与肾脏的虚实密不可分。骨借筋而立，肝脏虚损，则筋不固，筋病势必造成骨病。中医学认为，肝肾同源，精血同源，肝血虚则必会导致肾精虚损，精血亏虚，则会导致骨骼不能濡养，从而导致骨病。《灵枢·五癃津液别》篇提到："五谷之津液，和合而为膏者，内渗于骨空，补益脑髓而下流于阴股"，五谷入于胃，赖于脾之运化，从而内充于骨，保证骨骼的正常生长发育，故而一旦脾胃功能失常，则会髓海不足，骨骼失于滋养，导致骨病的发生。所以，肾、肝、脾三脏亏虚，腰椎及其相关组织将不可避免地出现退化、变性，从而造成腰椎间盘突出症的发生。

隋代巢元方在《诸病源候论·腰背病诸候》中总结性地指出："凡腰痛病有五：一曰少阴，少阴肾也，十月万物阳气伤，是以腰痛。二曰风痹，风寒着腰，是以痛。三曰肾虚，役用伤肾，是以痛。四曰暨腰，坠堕伤腰，是以痛。五曰寝卧湿地，是以痛。"引起腰痛的原因有风、寒、湿、热、闪挫、瘀血、气滞、痰饮等，但其根本原因在于肾虚。

通过以上论述可以看出，此病发生总以肾、肝、脾三脏亏虚为主，同时又兼有外感风寒湿邪或瘀血为辅。

二、辨证分型

腰椎间盘突出又称腰痛，在古代和现代各家学说有不同的分型，同时经过系统整理和修订也有规范的中医辨证分型参考和遵循。腰痛主要分为4种证型：肾虚腰痛、瘀血腰痛、寒湿腰痛、湿热腰痛。

（1）肾虚腰痛：腰部酸软疼痛，绵绵不已，喜揉喜按，腿膝无力，遇劳更甚，卧则减轻，常反复发作。偏阳虚者，面色㿠白，怕冷，手足不温，少气乏力，苔薄白，舌质淡润，脉沉细；偏阴虚者，面色潮红，心烦，口干咽燥，手足心热，舌红少苔，脉细数。

（2）瘀血腰痛：腰痛如锥刺或如折，痛有定处，日轻夜重，痛势轻者俯仰不利，重者不能转侧，痛处拒按，或伴血尿，病势急暴；突然发病者，多有闪挫跌打外伤史。舌质紫暗，或有瘀斑，脉涩。

（3）寒湿腰痛：腰部冷痛，酸胀重着，转则不利，静卧痛势不减，寒冷、阴雨天发作或加重。舌苔白腻，脉沉而迟缓。

（4）湿热腰痛：腰部疼痛，重着而灼热，暑湿、阴雨天加重，身体困重，小便短赤。舌苔黄腻，脉濡数。

第三章 腰椎间盘突出症常用外治法介绍

腰椎间盘突出症作为临床腰背痛的主要原因之一，针灸、推拿、针刀等外治法是非手术治疗的主要治疗方法，临床应用广泛，疗效显著，多数患者可以经过中医外治法达到改善症状、降低疼痛程度、减少复发率、提高生活质量的目的。在临证治疗中可单独采用针灸疗法，也可以针灸推拿相结合，或者多种外治法交替组合应用。以传统针灸推拿为主的中医外治疗法中，对特定类型的腰椎间盘突出症都有确切的疗效，同时随着临床医生经验和传承的不同，形成了大量新的外治方法，如针刀疗法、腹针疗法、平衡针疗法、筋针疗法、浮针疗法、雷火灸疗法等。上述疗法在经络理论指导下，选用穴位处方在常规夹脊、督脉、足太阳膀胱经、足少阳胆经等穴位基础上，结合特异性阿是穴（存在一定的规律性，如肌肉起止点、筋膜结节等），运用特定的手法，能够取得出其不意的效果。本文就上述方法逐一做简要介绍。

第一节 传统中医外治法

一、放血疗法

（一）概述

放血疗法是以中医学理论基础为背景的疗法，最先较完善地发现于《黄帝内经》。经络理论和气血理论是其形成产生的基础。经络是运行人体气血的通路，当人体正气不足，抵御不了病邪时，邪气也会占据此通道，阻滞脉络。因此"病在脉，调之血；病在血，调之络。""孙络病者，治其孙络血"。通过刺络放血，除去脉络中的"菀陈"，使血去则经隧通矣。所以刺络放血法是通过活气血通瘀络、调节虚实、改善脏腑功能，恢复其正常运行。

刺络放血疗法是急性腰痛的首选方法，该方法可通过针具对人体浅表小静脉、特定腧穴、病灶处或病理反应点如腰部痛点或者委中穴等部位进行针刺，放出适量血液，以治疗疾病。贺普仁教授"贺氏三通法"之一的"强通法"，就是以三棱针针刺为主的刺络放血法，提出"以血行气"的观点，强令血气经脉通行，常用于治疗病久入络的顽疾痼疾。还有的学者认为凡邪热壅盛，无论表里，皆可采用刺络放血法使毒邪随血而出，起到清热泻毒、调和营血、通络消肿、去腐生肌的作用。

（二）治疗原则

刺络放血疗法源远流长，其起源可追溯到新旧石器时代，强调"菀陈则除之"，为后世刺络放血疗法的发展奠定了理论基础，意义深远。刺络放血疗法的作用主要包括祛邪解表、泄热开窍、祛瘀通络、排脓消肿等。治疗原则包括循经取穴放血：如咽喉疼痛属肺经疾患，即循手太阴肺经取鱼际、少商。远道取穴放血：如《内经》所论"病在上者下取之，病在下者高取之，痛在头者取之足，痛在腰者取之腘"。局部取穴放血原则，《内经》云："从腰以上者，手太阴阳明皆主之，从腰以下者，足太阴阳明皆主之。"经验取穴放血：如在肘窝部静脉处放血、在腘窝处放血等。

（三）操作方法

根据患者不同年龄、症状、体征等，依据子午流注取穴法选择合适的治疗时机，或依据病情分期治疗。分期治疗，即将病情分为早、中、晚三期，进行相应治疗，早期病邪初入络脉，邪轻病浅，正邪均盛；中期正邪斗争激烈，邪在大经和脏腑；晚期正虚邪衰，邪气从络脉退走，邪有出路。放血治疗前患者应无过饱、过饥，体力充沛，精神舒缓，无焦虑恐惧，精神紧张者应予以心理安慰；患者应同意接受治疗，年老体弱者应有家人陪同。

放血疗法操作的4个具体步骤：①术前准备：准备放血工具（采血针、皮肤针、三棱针、消毒罐）及消毒用品（碘伏、棉棒、酒精棉球、干棉球）。络脉不显露者，可用橡皮带加压，使血管充分显露，或用手指挤压，使刺血部位充血，再行刺络。②放血操作：选用不同的部位穴络、浮络、畸结络，用不同针具操作。三棱针适合血络点刺，皮肤针适合在一个较大的面叩刺浮络，采血针锐利，在畸结络操作时易于出血；另外还有"贯刺血络""挑破出血""挑断出血""弹针出血"等方法。可通过观察出血的色泽、气泡、血量，分辨病性的寒热。

1.三棱针放血法

三棱针（图3-1-1）放血法一般分点刺、散刺、泻血3种方法。

（1）点刺法（图3-1-2）

针刺前，先用拇指与食指向放血部位推按，使局部充血，然后用碘伏或75%的酒精棉球局部消毒。针刺时用左手手指夹紧被刺部位或穴位，右手持针，用拇、食两指捏住针柄，中指指腹紧靠针身下端，针尖露出1~2分，对准已消毒的部位或穴位，刺入1~2分深，随即将针迅速退出，挤压针孔周围，使出血少许。然后用消毒干棉球按压针孔。此法常用于耳尖、印堂、十宣、十二井穴等处，若一时无三棱针，也可用较粗的缝衣针或毫针代替。

（2）散刺法（图3-1-3）

散刺法是对病变局部周围进行多次点刺的一种方法。一般可刺10次左右，由病变中心向外缘环形点刺，主要用以消除局部较大的瘀血或血肿，以及顽癣等。针刺的深浅则根据局部肌肉的厚薄、血管的深浅而定。

（3）泻血法（图3-1-4）

先用橡皮管结扎针刺部位的上端（近心端），消毒后，左手拇指压在被针刺部位的下端，右手持三棱针对准被针刺部位的静脉，刺入脉中约0.5~1分左右，即迅速退出，使其流

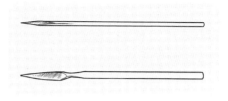

图 3-1-1　三棱针

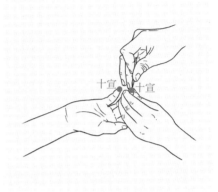

图 3-1-2　点刺法

（三棱针点刺十宣穴）

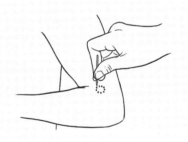

图 3-1-3　散刺法

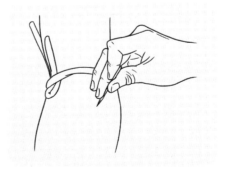

图 3-1-4　泻血法

出少量血液。出血停止后，再用消毒干棉球按压针孔。也可在针刺后轻轻按压静脉上端，以助瘀血外出，毒邪得泻。此法常用于上肢的肘静脉与下肢的腘静脉放血。

2. 梅花针或毫针加罐放血法

梅花针（图3-1-5、图3-1-6）是皮肤针的主要针具，可以"疏通经络""调和气血"，临床一般有轻叩与重叩2种方法。轻叩不出血，重叩以出血为度。对于有些病症（如麻痹、瘀血、顽癣、鱼鳞病等），则应重叩出血，效果才好，必要时加用火罐以使局部出血，达到治疗的目的。

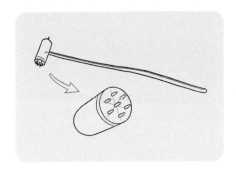

图3-1-5　软柄梅花针

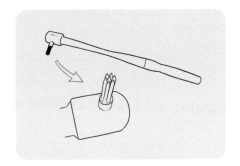

图3-1-6　硬柄梅花针

3. 注射针静脉放血疗法

一般采用消毒过的20~50ml注射器。从肘窝表浅静脉血管穿刺，缓慢抽出10~20ml左右的血液，同样能达到治病的目的。放血的常用穴位：十宣、十二井穴（手）、鱼际、尺泽、曲泽、委中、八风、八邪、印堂、太阳、百会、耳尖、屏尖、金津、玉液。放血的常用静脉：肘静脉、腘静脉。

4. 刺络后护理

刺血部位严格消毒，避免污染；避风寒，保暖，禁食生冷食物；出血量大者注意休息。

（四）适应证

发热、昏迷、中暑、昏厥、肢端麻木、咽痛、扁桃体炎、急性吐泻、胸闷、心烦、腓肠肌痉挛、足部疼痛、手部肿痛、头痛、眩晕、目赤痛、鼻炎、高血压、中风、舌强语蹇、蛇咬伤等。

（五）禁忌证

体质虚弱者、贫血者、孕妇、产妇、凝血机制不良者、晕针者、晕血者、重大疾病患者禁止使用放血疗法。传染病患者不宜放血。饥饿、紧张、疲劳、大汗、大泄之后不宜进行放血治疗。放血前首先给患者做好解释工作，消除不必要的顾虑。放血针具和罐具必须严格消毒，防止感染。随时关注患者在放血调理过程中的身体状况反应。针刺放血时，应注意进针不宜过深，创口不易过大，以免损伤其他组织。放血后24小时不宜洗澡或游泳。

（六）注意事项

放血疗法治疗后，不同患者由于体质、病情、适应性差异，治疗反应不同：有治疗后症状明显好转，饮食、睡眠等无不良反应者；有治疗后症状逐渐好转，病症也随之痊愈者，体质差者可能出现乏力、头昏、嗜睡，予以补充营养、充分休息后预后良好。治疗时间视病情、体质而定，若体质尚可，可1周1次，体质弱者可2周1次。

二、拔罐疗法

（一）概述

拔罐法作为腰背痛的常用传统治疗方法，贯穿腰椎间盘突出症的整个治疗周期，在古代又称角法，现在也称吸筒疗法，是一种以罐为操作工具，利用热力、抽吸、蒸汽等方法，造成罐内负压，使罐吸附于体表或腧穴的局部，然后使该部位皮肤充血甚至瘀血，从而调整机体功能以防治疾病。最早使用的拔罐工具通常是兽角，现在已经逐步发展为竹罐、陶瓷罐、玻璃罐、抽气罐等。拔罐具有祛风散寒、祛瘀生新、消肿止痛、调和阴阳等作用。

（二）治疗原则

"罐之理即针之理"，拔罐疗法与针灸疗法同属于中医的体表刺激疗法，拔罐疗法与针灸疗法的作用机制有共通之处，罐法、针法同理。据历代文献记载，拔罐疗法最初是外科用于吸血排脓、治疗疮疡等，随着医疗发展，火罐的材质和拔罐方法较之前有所改进，其治疗范围也有较大扩展，开始广泛应用于内、外、妇、儿等科的多种疾病，成为临床上常用的一种治疗方法。现代多采用玻璃罐、抽气罐、竹罐，可根据病情，选用留罐法、闪罐法、走罐法、药罐法等不同的治疗方法。拔罐疗法具有扶正祛邪，调畅气机，平衡阴阳，调理脏腑的作用，清代赵学敏《本草纲目拾遗》："罐得火气合于内，即牢不可脱，肉上起红晕，罐中气水处，风寒尽出。"

"察痧辨病"是根据拔罐施治后的痧象来进一步判断疾病的部位、性质等，可以为后续的治疗方案及预后提供依据。

（三）操作方法

1. 拔罐疗法的罐具

古代有兽角、竹罐、陶罐、金属罐（由于价格贵、传热快、易烫伤，临床应用极少），现代在其基础上又增加了玻璃罐、橡皮罐、塑料罐，以及高档树脂罐和穴位吸引器。其中最常用的是玻璃罐和塑料罐。（图 3-1-7~图 3-1-10）

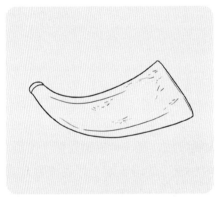

图 3-1-7　兽角罐

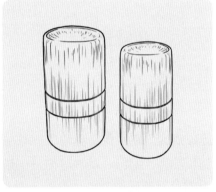

图 3-1-8　竹罐

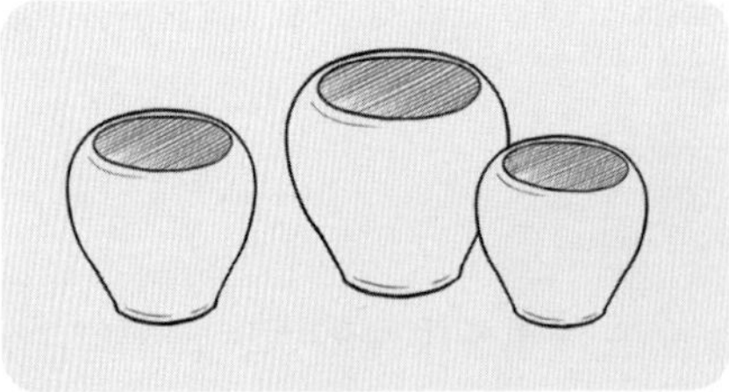

图 3-1-9　陶瓷罐

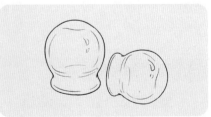

图 3-1-10　玻璃罐

2. 按排气法分类

有闪火法、投火法、架火法、滴酒法、贴棉法等。

（1）闪火法：用镊子或止血钳夹住一块大小适宜的棉花（也可以用 7~8 号粗铁丝，一头缠绕石棉绳或线带），蘸取适量的 95% 酒精（浸透棉花后挤干，以不滴落酒精为度），用酒精灯、蜡烛或打火机点燃后，将带有火焰的酒精棒一头往罐底一闪，或在罐内快速绕 1~3 圈（注意切勿将罐口烧热，免烫伤皮肤）后，将火退出，吹灭，迅速将罐扣在应拔的部位，即可吸附在皮肤上。此法因罐内无火，比较安全，是现代最常用的拔罐方法。（图 3-1-11）

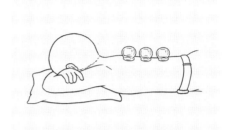

图 3-1-11　闪火法

（2）投火法：用易燃纸片或酒精棉球，点燃后投入罐内，迅速将罐扣于应拔部位，即可吸附在皮肤上。此法适宜于侧面横拔。巧学投火法，还可在被拔地方放一层湿纸，或涂点水，让其吸收热力，可以保护皮肤。

（3）架火法：用瓶盖等直径约 2~3cm 的不易燃烧、传热的块状物，放在拔罐的部位上，上置小块酒精棉球等易燃物，点燃后将火罐扣上，此法可产生较强吸力。

（4）滴酒法：用 95% 酒精或白酒，滴入罐内 1~3 滴（切勿滴酒过多，以免拔罐时流出，烧伤皮肤），将罐子转动一周，使酒精均匀地附着于罐子的内壁上（不要沾罐口），然后用火柴将酒精燃着，将罐口朝下，迅速将其扣于应拔部位。

（5）贴棉法：用大约 0.5cm 见方的脱脂棉一块，蘸湿酒精，紧贴在罐内壁的下三分之一处。用火将酒精棉点燃后，迅速扣于应拔部位。

（6）煮罐法：此法一般适用于竹罐，即将竹罐倒置在沸水或药液之中，煮沸 1~2 分钟，然后用镊子夹住罐底，颠倒提出水面，甩去水液，趁热按在皮肤上，即能吸住。这里所用的药液可根据个人具体病情而定。

以上拔罐法，除闪火法外罐内均有火，故应注意勿灼伤皮肤。

3. 按吸拔形式分类

有留罐、走罐、闪罐、单罐、多罐等。

（1）留罐：又称坐罐，即拔罐后将罐子吸拔留置于施术部位 10~15 分钟，然后将罐取下。这是最常用的一种方法，一般疾病都可应用，单罐、多罐均可。

（2）摇罐：在留罐的基础上，均匀而有节奏地摇动吸拔在皮肤上的罐体，使患者更为放松，有不同程度的舒适感。因均匀摇动，对穴位反复牵拉，增加了刺激量。若用药煮罐吸拔，可持小木棒拨动罐体使其振摇。操作时，先顺时针再逆时针，注意力度要以患者能耐受为度。

（3）转罐：在留罐的基础上，作用较摇罐法要强烈，扭距较大，以造成更大的牵拉，加强血液流动，增强治疗效果。多用于穴位治疗和局部肌肉放松。正反方向转动，幅度达90~180°。但要严格检查火罐罐口，不可有任何粗糙、豁口，以免割破皮肤。

（4）走罐：亦称推罐，即拔罐前先在所拔部位的皮肤或罐口上涂一层凡士林等润滑油，再将罐拔住需要拔的部位。然后，医者用右手握住罐子，向上、下或左、右，往返推动，至所拔部位的皮肤红润、充血或流血时，将罐起下。此法用于面积较大，肌肉丰厚部位，如脊背、腰臀、大腿等部位的酸痛、麻木、风湿搏痛等。（图3-1-12）

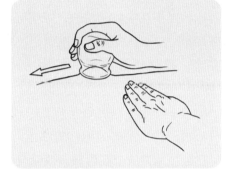

图3-1-12 走罐

（5）闪罐：即将罐拔住后，立即起下，如此反复多次地拔住、起下。

（6）熨罐：在反复闪罐之后，罐体已发热，适时将罐体翻转，以烫手的罐底按到所选部位或穴位上，再迅速抬起罐体，用另一只手掌按压所烫部位，这样既保护皮肤，也因按压使热力渗透。多用于颈项部、背部、腹部的虚寒证。

（7）滚罐：与熨罐相似。医者手持罐口，在穴位和皮肤上滚动，既可以保持热熨的效果，又有往复挤压运动作用。较单用熨罐效果更好，可与熨罐交替使用。

（8）单罐：用于病变范围较小的疾病或压痛点。可按病变或压痛的范围大小选用适当口径的火罐。如胃病在中脘穴拔罐；冈上肌肌腱炎在肩髃穴拔罐等。

（9）多罐：用于病变范围比较广泛的疾病。可按病变部位的解剖形态等情况，酌量吸拔数个乃至十几个罐。如某一肌束劳损时可按肌束的位置成行排列吸拔多个火罐，称为"排罐法"。治疗某些内脏或器官的瘀血时，可按脏器解剖部位的范围在相应的体表部位纵横并列吸拔几个罐子。

从操作方法上来看，除了在排气、减低罐内气压上进行了创新，还从简单的留罐法中发展出各种不同的吸拔形式，并且与其他许多疗法都能配合使用（即复合罐法）。

4. 按复合罐法分类

有药罐、针罐、刺络拔罐等。

（1）药罐：先在抽气罐内盛放一定的药液，常为罐子的二分之一左右，常用的有生姜汁、辣椒液、风湿酒等，或根据需要配制。然后按抽气罐操作法，抽出空气，使罐吸附在皮肤上。

（2）留针拔罐：简称针罐，即在针刺留针时，将罐拔在以针为中心的部位 10 分钟，待皮肤潮红、充血时，将罐起下，然后将针起出，此法能起到针罐配合的作用。（图 3-1-13）

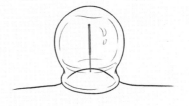

图 3-1-13 针罐

（四）适应证

可以用于多种疾病的治疗，比如头痛、面瘫、咳嗽、哮喘、关节痛、软组织损伤、月经不调等。随着现代医学的发展，临床中拔罐法经常与针灸、穴位敷贴等疗法配合使用，使得拔罐法的使用范围越来越广。常见适应证有以下几种。

（1）内科病：感冒、发热、中暑、急慢性支气管炎、支气管哮喘、高血压、动脉硬化、面神经麻痹、头痛、三叉神经痛、神经衰弱、中风后遗症、呕吐、便秘、胃肠痉挛、慢性阑尾炎、慢性腹泻、慢性肝炎、尿潴留、尿失禁。

（2）外科病：疔、痈、疖、丹毒、痔疮、脱肛、虫蛇咬伤等。

（3）妇科病：月经不调、痛经、带下、闭经、盆腔炎、功能性子宫出血、产后病症、更年期综合征、乳腺炎。

（4）儿科病：发热、厌食症、腹泻、消化不良、遗尿、百日咳、流行性腮腺炎。

（5）皮肤科：痤疮、湿疹、麻疹、神经性皮炎、皮肤瘙痒症、白癜风、带状疱疹，美容养颜。

（6）五官科；结膜炎、鼻炎、牙痛、口腔溃疡、慢性咽喉炎、扁桃体炎。

（7）其他：腰背痛、腰肌劳损、退行性骨关节病、肩周炎、风湿性关节炎、类风湿关节炎、落枕、软组织劳损。

（五）禁忌证

（1）高热抽搐，凝血机制障碍者。

（2）皮肤有溃疡、过敏、水肿处及大血管处。

（3）孕妇的腹部、腰骶部不宜拔罐。

（六）注意事项

（1）拔罐时应选肌肉丰厚部位，尽量避开骨骼凹凸不平处，毛发较多的部位，以及皮肤皱褶、瘢痕处，防止火罐脱落。

（2）选择适当体位，拔罐过程中勿移动体位，以免火罐脱落。

（3）根据所拔部位的面积大小选择大小合适的火罐。用火罐时应注意勿灼伤或烫伤皮肤。

（4）拔罐时动作要稳、准、快；起罐时不要强拉，以免损伤皮肤。

（5）操作过程中常见的意外情况及处理方案：①水疱：若患者体内湿盛，拔罐后皮肤表面会出现小水疱，不必特殊处理，仅敷以消毒纱布，防止擦破即可；水疱较大者，应消毒后用无菌注射器将渗液抽出，再用无菌敷料覆盖以防感染。②烫伤：如操作不当时造成烫伤，应立即停止治疗。若局部仅发红、灼痛时，立即冷敷，外涂烫伤药水。③晕罐：拔罐过程中出现头晕、胸闷、恶心呕吐、面色苍白、四肢厥冷、呼吸急促、脉细数、冷汗淋漓，甚至瞬间意识丧失等症状为晕罐现象。一旦出现晕罐，应立即起罐，将患者置于头低脚高卧位，必要时饮温开水或温糖水，或掐人中穴。密切注意血压、脉搏、心率变化，严重时按晕厥处理。

三、刺络拔罐疗法

（一）概述

刺络拔罐是拔罐疗法中的一种特色疗法，是通过三棱针等工具，刺破或划破体表一定部位，并通过罐的吸拔作用放出适量血液或体液，以达到防治疾病目的的方法。和临床放血疗法相似，临床应用更为广泛，刺络拔罐历史悠久，刺络法可追溯到《灵枢·官针》篇中的"络刺""赞刺""豹文刺"，拔罐在《五十二病方》中就有记载："牡痔居窍旁，大者如枣，小者如核者，方以小角角之，如孰二斗米顷，而张角。"二者有机地结合在一起，具有泻热解毒、通经活络、消瘀去滞、调和气血、养血活血的作用。刺络拔罐因其疗效迅速、操作简便、不良反应少、可协助诊断等特点，在临床上被广泛应用。

（二）治疗原则

刺络拔罐以在异常络脉或皮肤针刺后出血为依据。

［局部叩刺拔罐］在病变局部，由外围向中心叩刺，再在被叩刺部位拔罐。

［穴位叩刺拔罐］在选定的某些穴位上叩刺后拔罐。

［循经叩刺拔罐］以疾病与脏腑络属相关的经络或循行经过病处的经络为主进行叩刺拔罐。叩刺及拔罐的顺序应同经脉的循行路线相一致。

［整体叩刺拔罐］根据病情需要，合理选择上述 2~3 种方法结合进行治疗。

（三）操作方法

患者卧位于治疗床上，选取对应穴位。首先用酒精棉球对针刺及拔罐部位皮肤进行消毒，选取相应规格的三棱针点刺阿是穴及腧穴，直至皮肤出血，出血量以 3~5ml 为宜，用玻璃罐闪火法或抽气罐，迅速扣拔到叩刺部位，注意防止烫伤。留罐 10 分钟后取下，再次用消毒棉球擦拭，嘱患者 2 天内保持针刺部位干燥清洁。刺络拔罐 1 次 / 周。

（四）适应证

（1）带状疱疹及其后遗神经痛。

（2）肌肉骨骼系统疾病：肩周炎、软组织损伤、腰椎间盘突出症、颈椎病、肌筋膜炎、骨关节炎、痛风等。

（3）皮肤和皮下组织疾病：痤疮、荨麻疹、湿疹、银屑病、皮炎、黄褐斑等。

（4）神经系统疾病：面瘫、三叉神经痛、皮神经炎、神经性皮炎、面神经麻痹等。

（5）妇科疾病：乳腺增生、乳腺炎、盆腔炎、痛经等。

（6）其他：除上述疾病的治疗外，刺络拔罐疗法还常用于中风后遗症、失眠、变应性鼻炎等疾病的治疗。

（五）禁忌证

（1）体质极度虚弱、大汗、大出血、虚脱患者，癌症晚期出现恶液质患者禁用。

（2）出血性疾病，妇女孕期、月经期慎重考虑。

（3）危重烈性传染病禁用。

（4）严重心、肝、肾功能损害者禁用。

（5）局部有疝疾病（如脐疝、腹壁疝、腹股沟疝等）、静脉曲张、癌肿等禁用。

（六）注意事项

（1）检查针具，排除针尖有钩毛或缺损、针锋参差不齐；针具及针刺局部皮肤严格消毒；重刺后，局部皮肤须用碘伏棉球消毒，并应注意保持针刺局部清洁，以防感染；24 小时内不要沐浴；疗程视病情轻重和患者体质而定，通常隔天 1 次。

（2）蜂蜇伤大多会聚集在头面部，特别是头发内，必要时征得患者同意剔除部分毛发，必须将蜂蜇伤的伤口全部找到。正常普通蜜蜂蜇伤会留有毒刺和毒囊，所以在处置伤口时要将毒刺挑出；如被黄蜂等蜇伤，伤口一般不会留有毒刺，所以不要浪费时间找寻毒刺，应尽早处置伤口。

（3）在头部进行刺络放血的时候要注意不要刺破头皮小动脉，观察伤口出血情况及患者反应，若感到不适，应立即停止，协助患者休息。

（4）操作完毕，清洁局部皮肤，协助着衣，安置舒适体位。

（5）拔罐时应在肌肉丰厚部位，可以选择玻璃罐、负压吸引罐等，便于观察血液的色、质、量，毛发较多的部位、皮肤褶皱及骨骼凹凸不平处可以采用蜜芽罐进行拔罐。

（6）操作中常见的意外情况和处理方案：①晕针晕罐：即针刺或拔罐过程中出现头晕目眩、心慌气短、面色苍白、出冷汗，甚则神志昏迷等现象。一旦出现晕针或晕罐，立即停止针刺和拔罐，扶持患者平卧，头部放低，轻者静卧片刻，饮温水；未能缓解者，可掐水沟、合谷、内关等穴位；严重者按晕厥处理。②局部血肿：在刺络治疗时或结束后出现小块青紫或血性包块，可伴有局部或循神经分布部位疼痛。如皮肤有青紫瘀斑，可在出血停止后用热毛巾外敷，或采用按摩手法治疗，以促进瘀血的吸收；如刺伤小动脉或大静脉形成较大血肿，一旦发现应立即停止治疗，采用压迫或冷敷的方法进行止血。③感染：局部皮肤红肿、发热、疼痛，针孔局部渗出明显，皮肤感觉异常，一旦出现此类现象，可用清热解毒中药或消炎药膏外敷炎症局部。

四、刮痧疗法

（一）概述

刮痧疗法作为中医学传统外治疗法，是指使用边缘钝滑的器物，如牛角板、汤匙、铜钱等，蘸上一些润滑液，在人体表面的一些部位进行来回的刮拭，使皮肤局部出现红色粟粒状或暗红出血点，从而起到治病和预防保健的作用。刮痧疗法已有 2000 多年的历史，最早可以追溯到先秦时期。春秋战国时代，《五十二病方》描述了人们用砭石在皮肤上行刮拭、按压、热熨等来治疗疾病，被认为是刮痧最原始的萌芽和雏形；秦汉时期《黄帝内经》中也有砭石疗法治病的相关记载，认为病变在肌肉体表的疾病，可以采用砭石疗法治疗，即"病生于肉，治之以砭石"。

（二）治疗原则

刮痧疗法同针刺一脉相承，都以中医理论为基础，治疗时应针对不同的体质和病证运用相应补虚泻实的方法，以达到扶正祛邪、调整阴阳之目的。刮痧不是单一的补法或泻法，对于其补泻的理解可以从不同角度考虑。

（三）操作方法

常用的刮痧手法有以下几种。

（1）轻刮法

刮痧板接触皮肤下压刮拭的力量小，被刮者无疼痛及其他不适感，轻刮后皮肤仅出现微红，无瘀斑。本法适用于老年体弱者、疼痛敏感部位及虚证的患者。

（2）重刮法

刮痧板接触皮肤下压刮拭的力量较大，以患者能耐受为度。本法适用于腰背部脊柱两侧、下肢软组织较丰厚处、青壮年体质较强者及实证、热证、痛证患者。

（3）快刮法

刮拭的频率大于30次／分，此法适用于急性、外感病症的患者，主要用于刮拭背部、四肢以及辨证属于实证的患者。

（4）慢刮法

刮拭的频率小于30次／分，此法主要用于刮拭头面部、胸部、下肢内侧等部位，以及辨证属于体虚的慢性病患者。

（5）直线刮法

又称直板刮法。用刮痧板在人体体表进行有一定长度的直线刮拭。本法宜用于身体比较平坦的部位，如背部、胸腹部、四肢部位。

（6）弧线刮法

刮拭方向呈弧线，刮拭后体表出现弧线形痧痕，操作时刮痧方向多循肌肉走行或根据骨骼结构特点而定。本法宜用于胸腹部肋间隙、肩关节和膝关节周围等部位。

（7）摩擦法

将刮痧板与皮肤直接紧贴，或隔衣布进行有规律的旋转移动，或直线式往返移动，使皮肤产生热感。此法适宜用于麻木、发凉或绵绵隐痛的部位，如肩胛内侧、腰部和腹部；也可用于刮痧前，使患者放松。

（8）梳刮法

使用刮痧板或刮痧梳从前额发际处，即双侧太阳穴处向后发际处做有规律的单向刮拭，如梳头状。此法适宜用于头痛、头晕、疲劳、失眠和精神紧张等病症。

（9）点压法（点穴法）

用刮痧板的角直接点压穴位，力量逐渐加重，以患者能耐受为度，保持数秒后快速抬起，重复操作5~10次。此法适用于肌肉丰满处的穴位，或刮痧力量不能深达，或不宜刮拭的骨关节凹陷部位，如环跳、委中、犊鼻、水沟和背部脊柱棘突之间等。

（10）按揉法

刮痧板的角在穴位处做点压按揉，点压后做往返或顺逆旋转。操作时，刮痧板应紧贴皮肤不滑动，每分钟按揉50~100次。此法适用于太阳、曲池、足三里、内关、太冲、涌泉、三阴交等穴位。

（11）角刮法

使用角形刮痧板或刮痧板的棱角接触皮肤，与体表呈 45° 角，自上而下或由里向外刮拭。适用于四肢关节、夹脊穴、骨骼之间和肩关节周围，如风池、内关、合谷、中府等穴位。

（12）边刮法

用刮痧板的长条棱边进行刮拭。此法适宜用于面积较大部位，如腹部、背部和下肢等。

（四）适应证

（1）颈椎病，腰背、全身痛等。

（2）外感湿邪所致的高热、头痛、恶心、呕吐等。

（3）外感暑湿所致的中暑、腹痛、腹泻等症。

（五）禁忌证

（1）年老体弱、过于消瘦者禁刮。

（2）皮肤病变处，有出血倾向的患者禁刮。

（3）孕妇的腹部、腰骶部、五官孔窍处禁刮。

（4）小儿囟门未合，头部禁用刮痧。

（六）注意事项

（1）保持室内空气新鲜、流通，避免直接吹风。

（2）刮痧用具边缘光滑，以免划伤皮肤。刮痧时取单一方向，用力应均匀，力度适中，以患者能耐为宜。

（3）刮痧过程中要随时观察病情变化，询问其感受，如患者出现面色苍白、出冷汗或神志不清等情况，应立即停止操作并汇报医生，紧急救治。

（4）保持体位舒适，如感觉疲劳，可随时更换体位。

（5）对不出痧或出痧少者不可强行出痧。

（6）刮痧后注意避风，勿复感风寒，禁食生冷油腻、刺激之品，以免影响脾运化，使气不能外达。

（7）刮痧时间应间隔 3~6 天，以皮肤痧退为准，3~5 次为 1 个疗程。

五、艾灸疗法

（一）概述

艾灸疗法有活血化瘀、温通气血、疏通经络、消瘀散结等作用，对治疗腰腿痛症效果显著，且成本低廉，深受广大患者欢迎。腰椎间盘突出症属于痹证，风寒湿邪痹阻和经脉瘀滞是其主要基本病机，故使用艾灸疗法效如桴鼓。麦粒灸和温和灸是临床常用的2种传统艾灸疗法。麦粒灸属于直接灸，在中医临床中广泛应用于颈椎病、腰椎间盘突出等多种疾病，温和灸则是艾条悬灸的常用治疗方法。

（二）治疗原则

灸法的种类不同，作用方式不同，其效果自然就不能完全相同，但基本的治疗原则还是不会改变的。不论是何种灸法与针法，其基本功效都离不开选穴，而选穴的方法又不外是以就近与远道为主，故根据这一共同基础，用以说明不同灸法所共有的基本功效与治疗规律。可遵循局部取穴、遁经取穴、反应点取穴的原则实施特定灸法。

（三）操作方法

1. 麦粒灸

受试者俯卧于治疗床上或端坐于治疗椅上，操作前医师先用无菌干棉签蘸适量万花油涂在施灸腧穴皮肤表面。取适量艾绒使用麦粒灸制作模具制作成统一规格（底径约 5mm，高约 8mm）的圆锥形艾炷，放置于腧穴上，用线香点燃艾炷，当患者有少许灼热或灼痛感时（艾炷剩余约 1/3），即用镊子夹去艾炷。麦粒灸 1 壮后，再易炷灸第 2 壮，每穴共灸 2 壮。

2. 温和灸

选择对应的腧穴进行艾灸，将艾条点燃后置于穴位上方 1.5cm 处，以皮肤温热舒适而无灼痛感为宜。治疗腰痛应根据患者的不同情况选择直接灸法或间接灸法。直接灸法以单穴治疗为主，从患者督脉入手，按顺序进行艾灸，艾条点燃后对每个穴位进行 5~7 分钟艾灸，直至穴位皮肤出现红晕后更换穴位继续艾灸，1 次/天，连续 6 次为 1 个疗程，共 4 个疗程。间接灸法可进行多穴治疗，取对应腧穴，再取生姜切片，扎好 4 个孔后置于艾灸穴位上。

（四）适应证

艾灸疗法在中医临床中广泛应用于颈椎病、腰椎间盘突出症以及各类急慢性疾病，适用于治疗各种慢性虚寒性疾病引起的症状，如肺痨所致的咳嗽，慢性腹泻所致的大便次数增多、便质稀薄，脾胃虚寒所致的纳差、呕吐，痹证所致的晨僵、小关节疼痛等症状。

（五）禁忌证

（1）实热证、阴虚发热者。

（2）颜面部、大血管处。

（3）孕妇腹部及骶部等。

（4）有出血倾向者。

（六）注意事项

（1）一般情况下，施灸顺序先上后下，先背后腹，先头身后四肢。

（2）施灸过程中，患者感到灼痛时可将姜片向上提起，或缓慢移动姜片；同时防止艾灰脱落烧伤皮肤或衣物。

（3）注意皮肤情况，对糖尿病、肢体感觉障碍的患者，需谨慎控制施灸强度，防止烧伤。施灸过程中须关注患者的病情变化。

（4）施灸后，若局部出现小水疱，无须处理，可自行吸收；如水疱较大，可用无菌注射器抽出疱液，并以无菌纱布覆盖。

（5）施灸后嘱患者需注意保暖，饮食宜清淡。

六、传统推拿手法

（一）概述

推拿是中医治疗腰痛的主要方法，在非手术疗法中，推拿具有重要价值，深受患者的欢迎。在治疗腰痛方面，其疗效不亚于理疗和手术。中国脊柱推拿手法是由中医按摩手法演化而来，其理论基础源于中医基础理论。在秦汉时期，推拿已普遍使用。现已广泛应用于治疗腰椎间盘突出症等病变。在临床上使用比较多的是冯天有的脊柱旋转手法、王福根的牵引下斜扳手法和龙层花的垂直牵引下复位手法等。

（二）治疗原则

推拿手法治疗腰椎间盘突出症的根本均在于通过对构成脊柱稳定性的相关筋骨要素进行判断，明确靶点部位进行调整，达到"筋柔才能骨正，骨正才能筋柔"的目的。

1. 明确诊断，定位精准

询问患者病情时，根据其疼痛、麻木的部位（无麻、痛症状者，则根据主要症状的器官部位），按神经定位诊断分析脊神经根损害部位，初步定出发病的脊椎或关节。

2. 反复触诊，排除禁忌

根据医者对患者进行脊椎检诊的结果，包括发现其横突、棘突及关节突偏歪，椎旁压痛，病理阳性反应物（硬结、摩擦音、弹响音、肌萎缩或代偿性肥大等）的部位，或各项试验、神经系统检查结果，结合第一步定位诊断，进行第二次定位诊断，进一步确定发病的脊椎、关节及分型。同时进一步排除推拿禁忌：①排除脊柱肿瘤、结核、骨折、脱位及类风湿、痛风等病症。②分析椎间关节错位的部位、方向（类型），有椎间盘突出者可行 CT 检查。③分析椎间盘变形程度（早期及中期者可通过牵引下正骨手法治疗），骨质增生部位与症状部位的关系。④观察椎间关节有无炎症、骨质松疏及钙化部位，为治疗提供参考。不宜手法治疗者：脊柱肿瘤、结核、骨折、脱位，局部有化脓病灶，有出血倾向及各种危重患者。

3. 影像学、症状体征一致

X 线腰椎片定位诊断：观察腰椎 X 线片各椎间关系的变化，脊柱轴线变异情况，椎体后缘联线变异情况。腰椎错位时会出现的仰位、倾位、仰旋、倾旋和侧旋等改变。各椎间关节形态或位移都属腰椎关节错位的表现。观察各椎间盘变性、椎间关节骨质增生，各韧带钙化的部位、程度等。并与第 1、第 2 步定位诊断结合分析，作出最后定位诊断结果。

（三）操作方法

1. 常用基础操作手法

（1）点法

用指端或屈曲的指间关节部着力于施术部位，持续地进行点压，称为点法。此法包括有拇指端点法、屈拇指点法和屈食指点法等，临床以拇指端点法常用。

①拇指端点法：手握空拳，拇指伸直并紧靠于食指中节，以拇指端着力于施术部位或穴位上，前臂与拇指主动发力，进行持续点压；亦可采用拇指按法的手法形态，用拇指端进行持续点压。

②屈拇指点法：屈拇指，以拇指指间关节桡侧着力于施术部位或穴位，拇指端抵于食指中节桡侧缘以助力，前臂与拇指主动施力，进行持续点压。

③屈食指点法：屈食指，其他手指相握，以食指第一指间关节突起部着力于施术部位或穴位上，拇指末节尺侧缘紧压食指指甲部以助力，前臂与食指主动施力，进行持续点压。

（2）揉法

以一定力按压在施术部位，带动皮下组织做环形运动的手法称为揉法。

拇指揉法：以拇指螺纹面着力按压在施术部位，带动皮下组织做环形运动的手法。以拇指螺纹面置于施术部位上，余四指置于其相对或合适的位置以助力，腕关节微屈或伸直，拇指主动做环形运动，带动皮肤和皮下组织，每分钟操作120~160次。（图3-1-14）

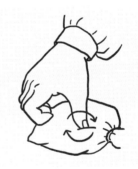

图 3-1-14　拇指揉法

中指揉法：以中指螺纹面着力按压在施术部位，带动皮下组织做环形运动的手法。中指指间关节伸直，掌指关节微屈，以中指螺纹面着力于施术部位上，前臂做主动运动，通过腕关节使中指螺纹面在施术部位上做轻柔灵活的小幅度的环形运动，带动皮肤和皮下组织，每分钟操作120~160次，为加强揉动的力量，可以食指螺纹面搭于中指远侧指间关节背侧进行操作，也可用无名指螺纹面搭于中指远侧指尖关节背侧进行操作。

（3）掌根揉法

以手掌掌面根部着力按压在施术部位，带动皮下组织做环形运动的手法。肘关节微屈，关节放松并略背伸，手指自然弯曲，以掌根部附着于施术部位上，前臂做主动运动，带动手掌做小幅度的环形运动，使掌根部在施术部位上环形运动，带动皮肤和皮下组织，每分钟操作 120~160 次。

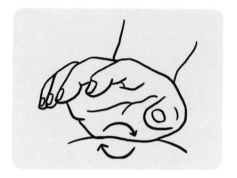

图 3-1-15　掌根揉法

在临床治疗的实际运用中，上述这些基本操作方法可以单独或复合运用，也可以选用属于经穴推拿技术的其他手法，比如按法、点法、弹拨法、叩击法、拿法、掐法等，视具体情况而定。（图 3-1-15）

（4）叩击法

用手特定部位，或用特制的器械，在治疗部位反复拍打叩击的一类手法，称为叩击类手法。各种叩击法操作时，用力应果断、快速，击打后将术手立即抬起，叩击的时间要短暂；击打时，手腕既要保持一定的姿势，又要放松，以一种有控制的弹性力进行叩击，使手法既有一定的力度，又能令患者感觉缓和舒适，切忌用暴力打击，以免造成不必要的损伤。

2. 龙氏正骨手法操作技法

（1）定点旋腰法

［体位］患者端坐，医者坐在患者背后偏患侧，助手面对患者，两腿夹住患者健侧大腿，双手压住大腿根部，维持患者正坐姿势。

［手法］医者先摸清高起、外凸或有压痛棘突，一手拇指顶住该棘突，另一手自患者腋下伸向前，掌部压于颈后，嘱患者慢慢弯腰到最大限度，然后医者按颈的手下压，肘部上抬，使患者腰部向后内侧作最大幅度旋转；同时顶住棘突的拇指用力向对侧推挤，可觉察指下椎体轻微错动，并伴随弹响声。

（2）扶肩旋腰法

［体位］患者端坐，医者站在患者背后偏患侧，助手面对患者，两腿紧夹患者两腿，同时两手压住患者两腿根部，维持患者正坐姿势。

〔手法〕医者一手拇指顶住患部棘突，另一手扶住对侧肩部外侧，肩部顶住患者肩部，紧抱患者上身向患侧旋转，同时顶住棘突的拇指用力向对侧推挤，可觉察指下椎体轻微错动，并伴随弹响声。

（3）穿臂旋腰法

〔体位〕患者端坐，双手交叉抱头，肘部尽量向前，医者立其后，肋手面对患者，两腿紧夹患者两腿，同时两手压住患者两腿根部，维持患者正坐姿势。

〔手法〕医者一手拇指顶住患部凸起的棘突，另一手穿过患侧肘前臂间，握住对侧肩部，使患者腰部前屈，然后向后内侧旋转，同时顶住棘突的拇指向对侧推挤，可伴随响声。

（4）单人旋腰法

〔体位〕患者端坐，双腿并拢。

〔手法〕医者用两腿夹住患者双腿以固定，然后一手推肩，一手拉肩，作相反方向的用力旋转扳动，有时可听到弹响声。

（5）后伸旋腰法

〔体位〕患者端坐，医者坐其后。

〔手法〕医者一手掌根部顶住患者棘突，另一手按压同侧肩前，使患者后仰，身体重心落在医者掌根部，然后医者向后内侧推肩，使腰部向后内侧旋转，常可听到弹响声，同时掌根部有椎骨错动感觉。

（6）摇转侧倾法

〔体位〕患者端坐，医者站在患者背后，助手面对患者，而腿紧夹患者两腿，同时两手压住患者两腿根部，维持患者正坐姿势。

〔手法〕医者两臂向患者腋下穿过，抱住患者向上提托，将患者躯干向左右轻轻摇转5~6次后，令患者深吸气，并使患者身体稍后仰，向患侧倾斜。

（7）吸气侧倾法

〔体位〕患者坐在床边，医者立其后，助手蹲在患者前方，一手按住双膝，一手抱住双侧足踝。

〔手法〕医者两臂向患者腋下穿过，抱住患者向上提托，将患者躯干向左右轻轻摇转5~6次后，令患者深吸气，医者在保持牵引下，使患者身体稍后仰，并向患侧倾斜。

（8）侧卧斜扳法

〔体位〕患者侧卧位，下面的下肢自然微曲，上面的下肢可能屈髋屈膝，医者面对患者站立。

［手法］医者两手或两肘分别扶按患者的肩前部及髂嵴部，作相反方向的用力振动，使腰部被动扭转，逐渐增加活动幅度，可听到弹响声。

（9）定点斜扳法

［体位］患者侧卧位，下面的下肢自然微曲，上面的下肢可能屈髋屈膝，医者面对患者站立。

［手法］患者双手交叉置胸前，医者一手穿过患者腋下，钩手定点按压偏歪或隆起的棘突，肘部按住患者肩前部，另一肘扶按患者的髂嵴部，用力作相反方向的振动，使腰部被动扭转，可听到弹响声。

（10）俯卧旋腰法

［体位］患者俯卧法，两腿稍分开，医者站在患侧床边。

［手法］医者一手掌根部顶住患部棘突，另一手臂从双侧（或患侧）大腿下面伸进，将双腿（或患腿）抱起，伸膝伸髋，以患椎为支点，将下肢旋向后外侧，逐渐增加腰部旋转幅度，有时可听到弹响声。

（11）按腰提扳法

［体位］患侧俯卧位，医者站在患侧床边。

［手法］医者一手按压腰部患处棘突，另一手依次向背侧提扳患者对侧肩部及大腿，使腰部后伸旋转至最大限度。

（12）腰部牵抖法

［体位］患者俯卧，双手用力抓住床头，医者站立床尾，脚下垫高，面对患者。

［手法］医者双手分别握住患者双踝上部，并用力向后牵拉，医者上身可后仰，以增加牵引力，然后将患者身体作左右摆动，待患者腰部放松时，突然向上提拉踝部，将臀部抖起，离床约10~20厘米，并用力牵拉，重复操作3~5次，抖动幅度可由小到大。

（13）屈髋旋腿法

［体位］患者仰卧，以下肢伸直，医者立于床边。

［手法］医者一手扶持患者膝部，一手握住患踝部，使髋、膝关节屈曲，然后逐渐外展、外旋或内收、内旋，并伸直牵拉下肢。两侧下肢可交替进行2~3次。

3. 罗氏正骨手法操作技法

包括接法、端法、提法、捏法、按法、推法、拉法、扳法、复贴法、扳拨法、分离法、挂法、推转法、摇摆法、回旋法、分筋手法、理筋手法、解痉法、点穴法、揉法、按压法、拍击法、脊柱旋转复位法、摇晃伸屈法、牵引法、分骨法、反折法、拿法、旋转屈伸法等特定手法。（图3-1-16~图3-1-18）

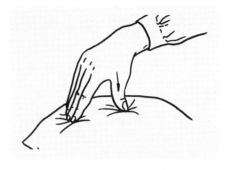

图 3-1-16　指按法

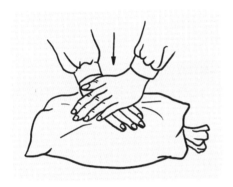

图 3-1-17　掌按法

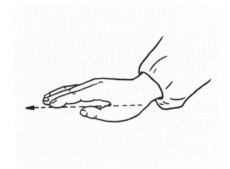

图 3-1-18　推法

（四）适应证

（1）适用于一切急性筋伤及慢性劳损性筋伤，而无皮肤破损及筋完全断裂的患者。

（2）适用于骨关节有错位不合缝的患者。

（3）适用于急性伤后或因治疗不当引起关节僵直的患者。

（4）适用于骨折，脱位后期关节僵直及筋脉肌肉萎缩的患者。

（5）适用于因骨性关节病及痹证而引起肢体疼痛、关节活动不利的患者。

（五）禁忌证

（1）诊断尚不明确的急性脊柱损伤伴有脊髓症状的患者。

（2）急性软组织损伤，局部肿胀严重的患者早期禁用。

（3）疑似或已经明确诊断有骨关节或软组织肿瘤的患者。

（4）骨关节结核、骨髓炎、老年性骨质疏松症等骨病患者。

（5）有严重心、脑、肺疾患的患者。

（6）有出血倾向的血液病患者。

（7）手法部位有严重皮肤损伤或皮肤病的患者。

（8）妊娠 3 个月左右的孕妇。

（9）有精神病，又不能和医者合作的患者。

（六）注意事项

（1）肿瘤或感染患者慎用，女性经期腰腹部慎用，妊娠期腰腹部禁用经穴推拿技术。

（2）操作前应修剪指甲，以防损伤患者皮肤。

（3）操作时用力要适度。

（4）操作过程中，注意保暖，保护患者隐私。

（5）使用叩击法时，有严重心血管疾病的患者禁用、心脏搭桥患者慎用。

七、针刺疗法

（一）概述

传统针刺疗法是在中医经络腧穴理论指导下，辨证施治，将毫针等金属制成的不同形状的针运用不同手法刺入到人体的穴位内，通过对穴位的刺激调整人体脏腑气血，达到治疗疾病的效果。针刺疗法具有良性双向性调节机体功能、整体性综合性治疗疾病、功能性早期性防控疾病的特点。根据针具的不同形制、用途、刺激方式等，针刺疗法主要可分为以下几种。

（1）毫针疗法：用毫针（包括芒针）刺入皮内。

（2）皮肤针疗法：用多支短针浅刺人体皮肤。

（3）皮内针疗法：以特制的小型针具固定于腧穴部的皮内或皮下，进行较长时间埋藏。

（4）火针疗法：用特制的针，将针尖用火烧红，迅速刺入人体的穴位或部位，以治疗疾病。

（5）水针疗法：又称穴位药物注射法。用注射针刺入皮肤后，推注相应药物治病。

（6）锟针疗法：用锟针按压经络腧穴治病。

（7）电针疗法：以毫针刺入腧穴后，针柄通过电流，以加强刺激量。

（8）刺络疗法：用三棱针刺血络以放血治病。

（9）员利针疗法。用员利针点刺体表或挑刺皮下组织。

在古代九针基础上，近年来众专家不断改进针具，又创新了针刀疗法、浮针疗法、岐黄针疗法、筋针疗法等等，为临床通过外治方法治疗疾病提供了更多的选择和更好的疗效。

（二）治疗原则

针刺疗法治疗原则主要包括：补虚泻实、清热温寒、治病求本、三因制宜。

1. 补虚泻实

虚实主要反映病变的过程中人体正气的强弱和致病邪气的盛衰。补虚即扶助正气，治宜补法；泻实即祛除邪气，治宜泻法。临床上正确应用这一原则不仅要使用正确的针灸补泻手法，还要研究经穴的配伍。

2. 清热温寒

［热则疾之］对于热性病的治疗原则是点刺出血或浅刺、快出针，手法宜轻而快，针用泻法，以清泻热毒。

［寒则留之］对于寒性病的治疗原则是深刺、久留针或用灸法，以助其阳气恢复，温经散寒。

3. 治标与治本

［急则治其标］在标病急于本病时，应先治标。如肺结核咯血者，应先取鱼际、孔最、中府、膈俞等穴止血，血止后再以其他方法治其本。

［缓则治其本］在一般病势不急的情况下，应针对疾病最根本的病因进行治疗。如肾阳虚引起的五更泻，宜灸气海、关元、命门、肾俞等穴温补肾阳治其本，肾阳温煦则泄泻可愈。

［标本同治］当标病与本病俱缓或俱急时，宜标本同治。标本缓急是从属于"治病求本"这一根本法则的，并与之相辅相成，临床上要灵活应用。

4. 因时、因地、因人制宜

［因时制宜］一般春夏之季，人体气血趋向浅表，针刺宜浅。秋冬季节，人体气血敛藏于内，针刺宜深。应注意针刺的时机问题。

［因地制宜］由于不同的地理环境、不同的气候条件和生活习惯，人的生理活动和病理特点不尽相同，所以治疗方法也不尽相同。

［因人制宜］是根据人的年龄、性别、体质等不同特点，制定适宜的治疗方法。

（三）操作方法

1. 进针法

在进行针刺操作时一般应双手协同操作，紧密配合。

（1）爪切进针法（又称指切进针法）

左手爪切按压所刺部位或辅助针身，故称左手为"押手"；右手持针操作，主要是以拇、食、中三指挟持针柄，其状如持毛笔，故称右手为"刺手"。刺手的作用，是掌握针具，施行手法操作：进针时，运指力于针尖，而使针刺入皮肤；行针时便于左右捻转，上下提插或弹震刮搓；以及出针时的手法操作。

（2）夹持进针法（又称骈指进针法）

夹持进针法是指用左手拇、食二指持捏消毒干棉球，夹住针身下端，将针尖固定在所刺腧穴的皮肤表面位置；右手捻动针柄，将针刺入腧穴。此法适用于长针的进针。

（3）舒张进针法

舒张进针法是指用左手拇、食二指将所刺腧穴部位的皮肤向两侧撑开，使皮肤绷紧；右手持针，使针从左手拇、食二指的中间刺入。此法主要用于皮肤松弛部位的腧穴。

（4）提捏进计法

提捏进针法是指用左手拇、食二指将针刺腧穴部位的皮肤捏起，右手持针，从捏起的上端将针刺入。此法主要用于皮肉浅薄部位的腧穴进针，如印堂穴。

2. 留针法

将针刺入腧穴行针施术后，使针留置穴内，称为留针。

留针的目的是为了加强针刺的作用，便于继续行针施术。一般病症只要针下得气，施以适当的补泻手法后即可出针，或留针 10~20 分钟；但对一些特殊病症，如急性腹痛、破伤风、角弓反张、寒性疼痛、顽固性疼痛或痉挛性病症，即可适当延长留针时间，有时留针可达数小时，以便在留针过程中作间歇性行针，以增强、巩固疗效。

3. 出针法

在行针施术或留针后即可出针。出针时一般先以左手拇、食指按住针孔周围皮肤，右手持针做轻微捻转，慢慢将针提至皮下，然后将针起出，用消毒干棉球揉按针孔，以防出血。若用徐疾、开阖补泻时，则应按各自的具体操作要求，将针起出。出针后患者应休息片刻方可活动，医者应检查针数以防遗漏。

（四）适应证

针刺的适应证非常广泛，内、外、妇、儿等各科都可应用，可根据不同的病症选用相应的穴位进行针刺；对于疼痛性病症、功能失调性病症及某些急性病症，针刺都可视为首选疗法。

（五）禁忌证

（1）患者在过度饥饿、暴饮暴食、醉酒后及精神过度紧张时，禁止针刺。

（2）孕妇的少腹部、腰骶部、会阴部，及身体其他部位具有通气行血功效，针刺后会产生较强针感的穴位（如合谷、足三里、风池、环跳、三阴交、血海等），禁止针刺。月经期禁止针刺。

（3）患者严重的过敏性、感染性皮肤病者，以及患有出血性疾病者（如血小板减少性紫癜、血友病等），禁止针刺。

（4）小儿囟门未闭时，头顶部禁止针刺。

（5）重要脏器所在处，如胁肋部、背部、肾区、肝区不宜直刺、深刺；大血管走行处及皮下静脉部位的腧穴如需针刺，则应避开血管，使针斜刺入穴位。

（6）对于儿童，以及破伤风、癫痫发作期、躁狂型精神分裂症发作期者，针刺时不宜留针。

（六）注意事项

在针刺治疗过程中，由于患者心理准备不足等多种原因，可能出现晕针、滞针、弯针、断针、血肿等不良事件，应当积极按照规范的操作方法，避免和尽量减少上述事件的发生。

八、火针疗法

（一）概述

火针疗法具体是指将针体用火烧红后，迅速刺入选定的穴位或部位，从而达到祛除疾病目的的针刺方法。火针疗法历史悠久，早在《黄帝内经》中就有记载，称为"燔针""焠针"，《伤寒论》又称之为"烧针""火法"。后来火针作为一种针具使用不断发展，如师怀堂创制新九针里就有火针十二刺法。

火针属于贺普仁教授"贺氏三通法"中的温通法。借助火针的火力推行气血，激发人体的阳气，增强经络对气血的运行与推动作用，启动下焦命门之元阳真火，既可"借火补阳"以救虚，又可"开门祛邪"以泻实，乃至"以热引热"，使火郁壅滞得泻。

（二）治疗原则

火针疗法治疗腰椎间盘突出症，取穴以腰椎棘突旁、腰椎横突旁为主，配合夹脊、环跳、承山等穴，能迅速缓解肌肉僵硬和经筋痉挛，消除疼痛，疗效显著；也可用火针取穴压痛点。采用火针治疗腰椎间盘突出症，当根据患者肥瘦情况适当调整进针深度，注意进针方向，针入分深；阿是穴应根据具体穴位所在位置决定针刺角度及深度。

（三）操作方法

在穴位处用安尔碘进行局部消毒。消毒完毕，在穴位上涂以跌打万花油，点燃酒精灯，左手将酒精灯端起，靠近针刺穴位，右手以握笔状持细火针，将针尖针体置入酒精灯外焰烧至白亮，用烧红的针体迅速刺入穴位，并快速拔出，时间大约 10 秒，出针后用消毒干棉球按压针孔止血，然后再涂上跌打万花油保护创面。

（四）适应证

火针疗法疗效确切，在古代主要用于治疗外科疾患和痹证，现代临床应用广泛，主要应用于神经系统疾病、脾胃消化系统疾病、皮肤科疾病、风湿痹病、外科疾病、肥胖、糖尿病、多囊卵巢综合征、胰岛素抵抗相关性疾病及男女科疾病等。

（五）禁忌证

（1）精神过于紧张的患者，饥饿、劳累以及醉酒者。

（2）严重的心脏病患者。

（3）患有出血性疾病者。

（4）孕妇。

（5）糖尿病患者根据病情禁用或慎用。

（六）注意事项

火针疗法有其自身的特点以及操作的独特要求，与毫针针刺有着根本的不同。火针的临床操作，手法虽然简单一些，但其操作的技巧性要求很高，如果不能熟练掌握这些操作技巧，就会很容易造成意外情况发生，给患者带来一定的压力和痛苦，从而影响治疗效果，导致火针的临床价值降低。运用火针施术时常见的意外情况及处理方法主要有以下几方面。

1. 滞针

滞针是指火针针刺治疗在出针时针体和所刺穴位粘合在一起，以致针拔不出来或出针不顺利的现象。

[具体原因] 火针针刺时，加热温度不够，或火针离开火焰后，进出针速度太慢，使得针体变凉。患者的心情紧张导致局部肌肉痉挛，或火针针刺过深。施术者的指力和腕力火候不够，或初次使用，操作要领掌握欠熟练。

[处理方法] 火针加热，务必要加热到针体透亮发白的程度，当火针针体离开火焰施术时要速进疾出，操作时可用左手持酒精灯，尽量离要施术的部位或穴位处近些，注意患者和医者的施术位置要适当，以方便操作为准则，这样可以尽量减少火针的冷却。

患者因恐惧而心情紧张时，要做好解释和安慰工作。可选用细火针，在操作时手法要轻，针刺时要掌握好深浅程度，切忌盲目冒进，以致针刺过深，造成滞针。火针操作要求的技巧性较强，医者必须具备足够的指力和腕力，操作时才会得心应手，所以医者在施术前先完成对指力和腕力的锻炼是非常必要的。同时，应该熟练掌握火针操作的各项基本原则，切忌鲁莽。

2. 疼痛

火针针刺时若烧针火候足够，不应有剧烈疼痛，一般针刺后局部会有轻微灼痛，很快消失，如针刺时疼痛剧烈，应注意寻找疼痛原因。

［原因］火针烧针温度不够；针具选择不恰当，或操作不熟练，动作缓慢；出针后未及时处理。

［处理方法］烧针时必须达到通红发白的程度，才可进针，如不红则会疼痛明显。要注意烧针时应放在火焰的外围，先烧针体，再烧针尖。施术时，要尽量快进快出，所以火源及针具，要尽量靠近患部，针尖指向进针部位。注意面部和肌肉浅薄处，应选择细火针。出针后，要快速用干棉球按压针孔，以减轻疼痛。

3. 折针

是指火针针刺时针体弯曲。

［原因］进针姿势不正确，没有使针、指、腕协调一体。医者有畏惧火针的心理。进针速度太慢，或针体老化，韧性不足。

［处理方法］采用适当的操作姿势，注意针尖、针体力度与针刺部位，要尽量垂直。医者本身畏惧火针者，不可施术于患者，否则心惧心软，往往导致不易进针或弯针。针刺时一定要掌握好速度，速进疾出，若针体老化要及时更新。

4. 出血

出血是火针针刺时的一种常见现象，火针本身具有开大针孔的作用，常常可被用作放血排毒的有效工具，这种情况下的出血属正常现象，无须迅速止血，待血色转鲜红，会自然止住。有些病变由于瘀血内阻久，压力较高，用火针放血时，常会看到出针后暗褐色血液随之喷射而出的现象，此时亦不要紧张止血，待其出尽为好。

在火针针刺时，应尽量避开皮下血管，以避免非正常出血。如针刺后出血不止，大多为血友病或凝血机制有障碍者，应及时处理。此类患者要注意禁用火针。

5. 感染

火针疗法本身是一种良性的局部轻度烧伤，针刺后局部会出现小面积的红肿，伴有轻微的瘙痒，也有部分人会有一些全身的反应，如轻微的恶寒发热等，这些都是烧伤局部无菌性炎症反应的结果，属于正常现象。个别情况下，会产生局部感染，发生较严重的红、肿、热、痛，则属于火针针刺后的意外情况，应加以处理。

［原因］针孔局部没有保持清洁干燥，或于针后 1 周内即洗浴、浸泡，打湿针孔。搔抓局部引起感染。皮肤消毒不严格。

［处理方法］局部感染、红肿热痛可用艾条温和灸。用杀菌药局部外敷，并口服消炎药物。施术局部要严格消毒。对于糖尿病患者，因其皮肤抵抗力降低，一般不用火针治疗。针刺后局部轻度瘙痒，有小红肿不要用手搔抓。针刺后 1 天内不要洗浴，以免污染针孔。

九、耳针疗法

（一）概述

耳针疗法是指在中医学、针灸基本理论以及西医学理论的指导下，使用毫针针刺或其他方法刺激耳郭穴位以预防或诊治疾病的一种方法，又称耳疗法、耳穴疗法、耳针学、耳医学、耳穴诊治学。耳针疗法是微针系统的重要组成部分，具有操作简便、安全、应用范围广、即时效应快、无不良反应、集诊断与治疗于一身的特点。

《灵枢·口问》篇有云："耳者，宗脉之所聚也。"即全身经脉均汇集于耳部，后世医家总结为"阴阳跷脉入耳后，阳维循头入耳，三阴三阳入耳中"。中医学认为脏腑的气血功能与耳相关，脏腑有病不仅会影响耳的功能失调，还会在耳部发生对应部位形貌的改变。临床上，肾虚则见耳鸣、耳聋，心神纷乱则耳目失于聪明，肝气条达则耳窍通，肺朝百脉、气血上达耳窍，脾胃运化之源濡养耳目……耳与脏腑的生理功能、病理变化息息相关。因此可以认为，耳穴可通过调节经络、脏腑的功能来治疗疾病。

1957 年，法国医学博士诺吉尔在《德国针术杂志》上发表了基于压痛法提出的如倒置胎儿的耳针治疗点图，共 42 个穴位，后于 1961 年进一步补充确定了饥点、大脑忧郁点等 26 个穴位。1975 年，诺吉尔及其学生公布了人体各系统在耳郭相应分布位置的新耳穴图，共计 200 余穴。我国现代耳穴的发展多以法国诺吉尔的"胚胎倒置"理论为基础，并引入了中医脏腑经络理论来阐释耳部与脏腑经络的整体联系。20 世纪 50 至 60 年代，耳针疗法在我国迅速发展，出现了一批具有代表性的耳针流派。为了便于国际间的研究和交流，我国制定了《耳穴名称与部位的国家标准方案》。（图 3-1-19）目前已经形成了独具特色的耳针学术体系，耳穴刺激方法除传统的毫针针刺外，还有电刺激法、埋针法、放血法、注射法、磁疗法、耳夹法、药敷法、贴膏法、压丸豆法、激光法等 20 多种。

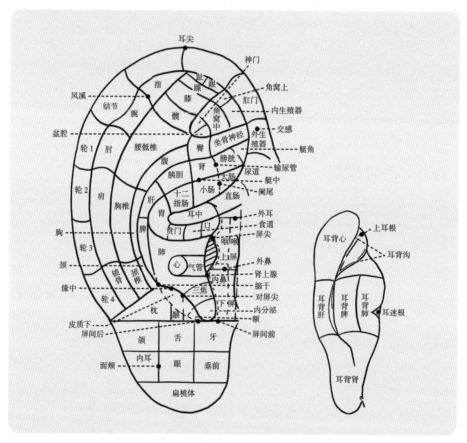

图 3-1-19　耳穴图

（二）治疗原则

　　耳针的基础理论基本都是建立在中西医结合理论上的，各有侧重；取穴原则大体上是依据病变的对应部位、穴位功能、脏腑经络理论及耳部的病理形态学变化或阳性反应相对应的穴位。在各耳针流派中，耳穴诊断方法均以视诊法、压痛法、触诊法、电测法为主；治疗手法以耳毫针法、耳穴贴压法、放血法、耳穴埋针法为主；毫针针刺角度均以耳穴所在部位为依据，留针时间多在 30 分钟左右。耳针的选穴原则主要包括辨证取穴和全息取穴，围绕传统辨证选取对应的治疗穴位处方，同时还可以依据耳部的全息反应位置进行针对性的取穴，将二者结合起来，往往更加能够取得满意效果。

（三）操作方法

1. 定穴与消毒

诊断明确后，将用探棒或耳穴探测仪所测得的敏感点或耳穴作为针刺点。行针刺之前必须严格消毒耳穴，先用碘酒消毒，再用酒精脱碘，待酒精干后施术。

2. 体位与进针

一般采用坐位，如年老体弱、病重或精神紧张者宜采用卧位。针具选用 28~30 号 0.3~0.5 寸长的不锈钢毫针。进针时左手拇、食二指固定耳郭，中指托着针刺部位的耳背，这样既可掌握针刺的深度，又可以减轻针刺疼痛。然后用右手拇、食二指持针，在刺激点针刺即可。用快速插入的速刺法或慢慢捻入的进针法均可。刺入深度应视患者耳郭局部的厚薄灵活掌握，一般刺入皮肤 2~3 分，以达软骨后毫针站立不摇晃为准。刺入耳穴后，如患部感应强烈，患者症状应有即刻减轻感；如局部无针感，应调整针刺的方向、深度和角度。刺激强度和手法依病情、体质、证型、耐受程度等综合考虑。

3. 留针与出针

留针的时间一般为 15~30 分钟，慢性病、疼痛性病留针时间可适当延长，儿童、年老者不宜多留。留针期间为提高疗效，可每隔 10 分钟运针 1 次。治疗结束出针时，医者左手托住患者耳部，右手迅速将毫针垂直拔出，再用消毒干棉球压迫针孔，以免出血。

（四）适应证

耳针的适应证非常广泛。耳穴疗法在我国广泛应用于内、外、妇、儿、皮肤、眼、耳鼻喉等各科 249 种疾病。目前常用于以下疾病。

（1）疼痛性疾病：如各种扭挫伤、头痛、神经性疼痛等。

（2）炎症性疾病及传染病：如牙周炎、咽喉炎、扁桃腺炎、流感、腮腺炎、百日咳、急慢性结肠炎、菌痢等。

（3）功能紊乱和反应性疾病：如眩晕、高血压、心律不齐、神经衰弱、荨麻疹、哮喘、鼻炎、紫癜等。

（4）内分泌代谢紊乱性疾病：如甲状腺功能亢进或低下、糖尿病、肥胖症、更年期综合征等。

（5）其他：用于催产、催乳、预防和治疗输液或输血反应等，同时还可用于美容、戒烟、戒毒、延缓衰老、防病保健等。

（五）禁忌证

耳廓局部有炎症、冻疮或表面皮肤有溃破者，有习惯性流产史的孕妇不宜施行此疗法。患有严重器质性病变和伴有高度贫血者，不宜针刺。对严重心脏病、高血压患者不宜行强刺激。

（六）注意事项

（1）耳穴贴压的局部感觉：热、麻、胀、痛，如有不适及时通知护士。

（2）耳穴贴压每次选择一侧耳穴，双侧耳穴轮流使用。保留天数一般为夏天 13 天，春秋 35 天，冬天 57 天。如有潮湿、脱落应及时更换。每日自行按压 3~5 次，每次每穴 1~2 分钟。

（3）严格消毒，预防感染，若见局部红肿可用碘伏消毒，外用消炎药，防止软骨炎。

（4）观察患者耳部皮肤情况，留置期间应防止胶布脱落或污染；对普通胶布过敏者应改用脱敏胶布。

（5）告知患者避免揉压，如出现疼痛不适应及时告知，以防皮肤破损、感染。

（6）耳穴贴压脱落后，应通知护士。

（7）患者侧卧位耳部感觉不适时，可适当调整。

（8）对扭伤及肢体活动障碍的患者实施耳针或压丸，待耳廓充血发热时，应鼓励患者适当活动患部。为了加强疗效，可对患部实施按摩、艾灸等。

（9）耳针治疗时应注意防止发生晕针，如发生应及时处理。

第二节 改良创新外治法

一、针刀疗法

（一）概述

针刀疗法最早由朱汉章发明及应用，其诞生具有一定偶然性。朱汉章首次发现使用注射针头能够消除关节肿胀，其作用机制是针头的斜刃能够松解肿胀软组织的粘连，最终经过不断实践发明了针刀器械。2007年由朱汉章任主编的《针刀医学》发行出版，标志着针刀医学得到全社会医学界的高度认可并走进了高等院校，亦是针刀医学新的发展起点，针刀医学将得以传承与发展。

（二）治疗原则

针刀治疗疾病的原则：以针刀为主，手法为辅，康复理疗，配合药物。针刀闭合性手术需要剥离病变部位软组织关键点的粘连，切开瘢痕，松解挛缩，疏通堵塞（疏通病变部位微循环），调整电生理线路。针刀术后手法治疗主要松解病变部位残余粘连、瘢痕、挛缩，整复骨关节微小错位，固定骨折脱位。康复治疗则促进局部血液循环，促进组织修复，促进病变部位无菌性炎症的吸收，加速病变部位代谢产物分解、吸收。药物治疗能够减轻针刀术后疼痛、水肿，调节全身免疫功能，活血化瘀，理气止痛，预防针眼感染。西药可以使用预防性抗生素、消肿止痛药物，中药可以使用活血化瘀、理气止痛类药物。针刀治疗后需要周密仔细地护理。

经皮微创软组织松解术是针刀疗法的核心技术，大体可分为锐性切开松解法和钝性剥离松解法两大类。针刀操作方式有纵行疏通、横行剥离、提插切割、骨面铲剥、通透剥离和注射松解剥离等。针刀前端刀刃可以切开病变组织，打破病变力学状态，针体再对软组织进行剥离，缓解肌张力，快速疏通病灶局部微循环障碍，恢复血流供应。这套手法的创新在于实现操作的标准化和流程化。它基于中医学针刺手法的特色，以现代解剖知识、生物力学原理为依据，更符合西医学手术操作的可复制性、精确性的科学标准。因此，针刀疗法一方面规避了传统针刺干预的模糊性和缓效性，促进了中医学针刺手法操作的量化、标准化建设；另一方面有力简化了西医学手术操作过程，提高了手术治疗的安全性，并且显著节省了医疗资源成本，因而具有极大的医疗和社会价值。

针刀疗法的创新与特色针刀疗法创立了精细解剖学、立体解剖学、动态解剖学和体表定位学，扩充了解剖学知识，并借此引导手术精确操作。比之于毫针刺法，针刀疗法建立了一套完整的手术操作规范——4步进针刀规程、11种手术入路、23种操作方法，更加符合现代科学标准。其次，针刀治疗吸收了中医学"整体辨证"和"关系－功能"的疾病诊断思路模式，创立了以功能分析法和综合分析法为主的医学诊断方法，同时借助可视化、精确入微的现代影像技术进行局部精准定位，从而有效减少了误诊概率，很大程度上提高了医疗诊治的科学性和准确性。较之于传统针刺，针刀借鉴了天应穴的取穴原理，同时突破了针刺操作按经络选穴的原则，并利用CT、MRI、X线等影像成像技术确定施术部位，使操作技术更精确。比之于西医学，针刀疗法基于"软组织损伤－骨移位－疾患病变"的影像诊断模式，推动了西医学影像学精细化的发展，并且归纳出了数十种骨关节微小移位类型，使X射线的解读和疾病预判趋向于相对精准。

（三）操作方法

1. 纵行疏通法

针刀体以皮肤为中心，刀刃端在体内沿刀口线方向做纵向运动，主要以刀刃及接近刀刃的部分刀体为作用部位。其运动距离以厘米为单位，范围根据病情而定，进针刀至剥离处组织，实际上已经切开了粘连等病变组织。如果疏通阻力过大，可以沿着肌或腱等病变组织的纤维走行方向切开，则可顺利进行纵行疏通。

2. 横行剥离法

横行剥离法是在纵行疏通法的基础上进行的。针刀体以皮肤为中心，刀刃端在体内垂直刀口线方向做横向运动。横行剥离使粘连、瘢痕等组织在纵向松解的基础上进一步加大其松解度。其运动距离以厘米为单位，范围根据病情而定。纵行疏通法与横行剥离法是针刀手术操作中最基本和最常用的刀法。临床上常将纵行疏通法与横行剥离法相结合使用，简称纵疏横剥法，纵疏横剥1次为1刀。

3. 提插切割法

刀刃到达病变部位以后，切割第1刀，然后针刀上提0.5cm，再向下插入 0.5cm，切割第 2 刀，如此提插 3 刀为宜。此法适用于粘连面大、粘连重的病变。如切开棘间韧带，挛缩的肌腱、韧带、关节囊等。

4. 骨面铲剥法

针刀到达骨面，刀刃沿骨面或骨嵴将粘连的组织从骨面上铲开，以针刀下有松动感为度。此法适用于骨质表面或者骨质边缘的软组织（肌肉起止点、韧带及筋膜的骨附着点）病变。

（四）适应证

针刀治疗的适应证范围比较广泛，经过大量的临床应用，对其疗效卓越、安全可靠的各种疾病进行规范性的研究，形成了针刀医学庞大的治疗体系，涉及内、外、妇、儿科及诸多杂病。现就其比较成熟的适应证分述如下。

（1）各种慢性软组织损伤疾病。

（2）骨质增生疾病与骨关节疾病。

（3）神经卡压综合征。

（4）与脊柱相关的慢性支气管炎、功能性心律失常、慢性胃炎等内科疾病。

（5）与脊柱相关的痛经、月经不调、慢性盆腔炎等妇科疾病。

（6）先天性斜颈、"O"形腿、"X"形腿等儿科疾病。

（7）鸡眼、带状疱疹后遗症等皮肤科疾病。

（五）禁忌证

有下列情况的患者禁用针刀治。

（1）凝血机制异常者。

（2）施术部位有红肿、灼热、皮肤感染、肌肉坏死，或在深部有脓肿者。

（3）有心、脑、肾等脏器衰竭者。

（4）患有糖尿病、皮肤破溃不易愈合者。

（5）高血压病血压不易控制者。

（6）严重代谢性疾病，如肝硬化、活动性结核患者。

（7）施术部位有重要神经、血管，或者重要脏器，施术时无法避开者。

（六）注意事项

（1）选好适应证并做必要的检查。如急性全身性疾病患者，应推迟治疗；对有高血压、心脏病及其他重要脏器疾病患者，也应从严掌握，对有凝血障碍或施术部位有感染灶者，则应避免施术，以免引起严重合并症。

（2）术前要做好患者的思想工作，以期解除患者的紧张情绪。选择适当的舒适的体位，做好如晕针等合并症的急救准备工作。

（3）严格无菌技术，因为小针刀手术多在关节附近进行，一旦感染，甚至会造成关节僵直致残等严重后果。术毕经压迫止血后，亦应对施术部位重新消毒，并根据针孔部位及其大小加盖无菌敷料，在数日内避免水浸等。

（4）熟悉局部解剖，避开重要的血管和神经。如在梨状肌综合征做挛缩肌纤维部分切断时，应避开闭孔神经及血管；做内收肌部分切断治疗脑性瘫痪时，应避开邻近丰富的血管神经；做腕管掌侧韧带部分切开时，更要选准切开部位，把握切剖深度，以免误伤其下的神经血管。

（5）明确诊断，依症施治。一般来讲，出现固定压痛点才是本疗法之适应证。术前要通过认真触摸，找出压痛点及结节、条索状物等局部结构变化。治疗时，操作要稳、准、轻、慢，切不可操之过急，切割范围一般也勿超过压痛点。这是因为机体的结构都是与其功能相适应的，一旦遭到破坏，势必影响功能。如各种腱鞘和韧带，有增强关节、肌腹运动稳定性、减少摩擦、改变力学方向等功能，在因病非切开不可时，也要依症切割，以既能治病，又能最大限度地保留其结构和功能为原则。在臀部等肌肉发达部位做深部松解时，手法应缓慢，不可随意弯针；在骨突处（骨腱附着点）松解时，将针刀插入骨膜或软骨后，亦不可左右弯针，而应稍向外拔，使针刀退至软组织内再剥离，以免发生断针。

（6）应重视术后适度的功能锻炼。虽然在不同疾病术后锻炼开始的早晚也不同，但尽早、渐进和适度的功能锻炼，对预防再粘连和恢复功能，无疑是不可忽视的一环。

二、热敏灸疗法

（一）概述

热敏灸是艾灸疗法的传承与发展，从灸疗热敏现象入手，围绕"灸疗穴位敏感性"与"灸疗充足时间量"两个关键科学问题，沿着肯定现象、探索规律、提高疗效、创新理论的研究思路，发现了灸疗特异性穴位，即热敏穴位；创立了"辨敏施灸"新技术，即热敏灸技术；建立了"敏消量足"的灸量标准，即个体化最佳灸时标准；构建了灸疗理论新体系，即热敏灸理论体系；显著提高了灸疗疗效。热敏化灸不但具有传统艾灸的祛风解表、活血化瘀、温通经络等传热温通、祛除火郁、以热引热的作用，还可通过激发经络感传，促进经气运行，使气至病所，起到高效疏通经络、调理脏腑、调节阴阳的作用，完善发展了"刺之要，气至而有效"的针灸理论；热敏灸施灸的部位为疾病状态下的敏化态腧穴，对外界的刺激表现为"小刺激，大反应"；热敏灸能给患者带来舒适的情感体验，通过调节七情活动而达到治疗疾病的目的；动物实验研究表明，热敏灸疗法具有很好的抗炎、提高机体免疫、调节体内激素水平、抗运动性疲劳等作用。

（二）治疗原则

1. 辨敏施灸

腧穴的本质属性有敏化态与静息态之别，敏化态腧穴对外界具有"小刺激，大反应"的特征，因此，施灸选穴与定量都依"敏"而定。辨敏施灸包括辨敏定位、消敏定量 2 个方面。

陈日新等在充分认识到腧穴具有状态之别的本质属性后，结合临床施灸经验，提出"辨敏施灸"新概念，倡导临床艾灸时不仅重视"辨证施灸"，更强调"辨证选穴、择敏施灸"（简称辨敏施灸），能够显著提高灸疗疗效。

2. 辨敏定位

腧穴是针灸获效的基础，取穴准确与否直接影响针灸的临床疗效。腧穴的精准定位方法是辨敏定位，即根据热敏灸感来精准定位，只要出现热敏灸感中的 1 种或 1 种以上即可认为该部位为热敏腧穴。热敏穴位的定位是以传统辨证选穴的经穴部位作为热敏穴位探查的高发区域，然后在上述穴位热敏高发区域进行悬灸探查，当悬灸至某一部位出现上述透热、扩热、传热等 6 种热敏灸感中的 1 种或 1 种以上时，此部位就是热敏穴位的准确位置，也是艾灸的精准定位。

3. 消敏定量

艾灸剂量是决定艾灸疗效的另一个关键环节。灸时 – 灸感发生发展呈现 3 个时相变化，即经气激发潜伏期、经气传导期、经气消退期。传统艾灸规定每穴治疗时间为 10~15 分钟，正处在经气激发的潜伏期，灸疗疗效尚未充分发挥；从艾灸开始至经气传导期结束，平均约为 40~50 分钟，这主要是经气传导与气至病所期，是灸疗疗效的充分发挥期，达到这个施灸时间，艾灸疗效明显提高；继后是经气消退期，这段时间继续施灸，疗效也无明显增加。因此"以热敏灸感消失为度"为临床充分发挥灸疗疗效提供了量学标准，突破了灸疗临床长期以来 10~15 分钟 / 穴固定灸时的固有观念，实现了灸疗时间标准化与个体化的有机统一。

（三）操作方法

"辨敏施灸选穴"在"辨证选穴"的基础上更强调"择敏施灸"。腧穴的本质属性具有功能状态之别，而不仅仅是部位之别，即"静息"与"敏化"两种状态之别；敏化态腧穴是疾病在体表的反应部位，也是治疗疾病的最佳针灸部位，即腧穴是与疾病过程相关的体表特定的敏感部位，具有治疗疾病的较佳功能。

热敏现象表现为：①透热，灸热从艾灸部位向深层组织渗透，甚至可直达胸腹内脏器。②扩热，灸热从施灸部位向四周扩散。③传热，灸热从施灸部位沿一定的线路向远离施灸部位传导，甚至可传到病所。④局部不（微）热远部热，施灸部位不热或只感微热感，而远离施灸部位的某些部位却感觉甚热。⑤表面不（微）热深部热，施灸部位表皮不（微）热，而表皮下深层组织甚或胸腹内脏器感觉甚热。⑥其他非热觉，施灸部位或远离施灸部位出现酸、胀、压、重、痛、麻、冷等非热感觉。

在温和灸的操作基础上，将艾条点燃后置于实施艾灸的部位上方 1.5cm 处，以皮肤温热舒适而无灼痛感为宜；快速探查热敏点，并在此基础上持续艾灸 40 分钟左右，直到热敏现象减退或者消失。

（四）适应证

主要用于治疗膝关节骨性关节炎、颈椎病、腰椎间盘突出症、面神经麻痹、原发性痛经、哮喘、尿潴留、脑血管病、过敏性鼻炎、带状疱疹后遗神经痛、肩周炎、肠易激综合征、盆腔炎、便秘、前列腺炎以及失眠等。

禁忌证与注意事项同艾灸疗法。

三、雷火灸疗法

（一）概述

雷火神针属于实按灸的一种，其治疗思想最早可追溯到《内经》时药液浸布热熨敷患处的治法。元末明初，"雷霆猋火针法"出现，这种道家雷法，给雷火神针提供了原型与理论基础。在吸取了隔物灸艾火间接作用于皮肤的治疗理念及《寿域神方》中记载的艾卷灸操作后，雷火神针的前身——"火雷针"问世，详载于《神农皇帝真传针灸图》中。书中以艾绒为主，配以乳香、麝香等药物的配方为后续雷火神针的方药组成提供了模板，而将药掺入艾绒中，以纸卷为药艾条的做法也成为雷火神针的基础制作方法。雷火神针经历代医家改进，逐渐形成了将麝香、乳香、没药等药物混入艾绒，卷为艾条，以实按灸的手法进行操作的体系，利用艾条燃烧产生的温热作用使"药气"透入腧穴，从而取得良好的疗效。

雷火灸是在原来雷火神针灸的基础上将实按灸改为"悬灸"的一种治疗方法，集针、灸、药外治法于一体，采用艾绒及黄芪、乌梅、麝香等中药制成的药艾条，具有补益肝肾、散寒祛湿、活血化瘀、通络止痛等多种功效。是以中医经络学说为基础，利用药物燃烧时产生的热力、红外线辐射力和药化因子、物理因子通过脉络和腧穴的循经感传共同达到温通经络、活血祛瘀、消肿止痛、祛风除湿、散瘿消瘤、扶正祛邪作用来治疗疾病的一种操作方法。

（二）治疗原则

雷火灸疗法的治疗原则遵循艾灸疗法的循经选穴原则和辨证选穴原则。雷火灸治疗腰椎间盘突出症，可促进局部受累的血管、神经、脊髓疏通，使其濡养充足，灸疗腰椎骨骼、经络、腠理，可以疏通血脉，活血化瘀，宣痹止痛。

（三）操作方法

传统型雷火神针制作方法多以明代《针灸大成》中记载为据，并参考《景岳全书》中以蛋清封糊药艾条的做法，在减少芳香药物挥发的同时，更增强了药艾条的牢固程度。其制作方法如下：以宣纸卷成长度15~20cm、直径 0.6~3cm 的纸筒，以香糊粘合，一端收边粘合，另一端留作入药口。将药物粉碎，与艾绒均匀混合，分次加入纸筒，每次均用小圆棒杵实。留空 1~3cm 用香糊粘紧，涂刷蛋清，阴干。

在操作方法上，传统雷火神针仍采取实按灸法操作，先于施灸部位上铺 6~8 层石棉纸（或纱布、绸布），施术者点燃雷火神针，以燃着端对准施灸部位实按其上，待患者感觉灼烫或艾条熄灭时，移开艾条，重复以上步骤。每次治疗每穴可按 3~7 次，以皮肤红热为度。

1. 具体操作

（1）患者取合适的体位，点燃 1~2 支药，固定在灸具上。

（2）距离皮肤 2~3cm，首先灸穴位或病灶部，以皮肤灸红、深部组织有发热感为度。

2. 主要手法

（1）雀啄法：雷火灸火头对准应对灸处，距离皮肤 1cm，采用像鸡啄米、雀啄食似的上下移动的方法。多用于泄邪气时，在患部和腧穴上使用。灸的时间不能少于 10 分钟，每上下来回灸为 1 次，灸 9 次为一壮，每壮之间用手压一下被灸处。每天灸 1 次，每 10 天为 1 个疗程，可灸 1~2 个疗程。（图 3-2-1）

（2）小回旋法：火头对准应灸的部位或穴位，作固定的小回旋转。顺时针方向旋转多用于泻法，逆时针方向旋转多用于补法。（图 3-2-2）

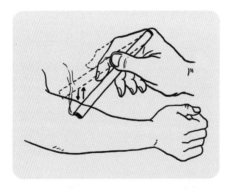
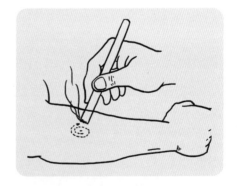

图 3-2-1　雀啄法　　　　图 3-2-2　小回旋法

（3）螺旋形灸法：火头对准应灸部位中心点，做螺旋形运动，逐渐由小而大，可旋至碗口大，反复使用由小而大的操作方法。按顺时针螺旋形方法旋转，多用于泻法；若按逆时针方向进行螺旋形反复旋转，多用于补法。

（4）横行灸法：超越病灶部位，灸时移动方向，左右摆动，距离皮肤1~2cm，多用于泻法；距离皮肤3~5cm，多用于补法。

（5）纵行灸法：超越病灶部位，灸时上下移动火头，距离皮肤1~2cm，多用于泻法；距离皮肤3~5cm，多用于补法。

（6）斜向灸法：超越病灶部位，灸条火头斜形移动，距离皮肤1~2cm，多用于泻法；距离皮肤3~5cm，多用于补法。本法在治疗鼻炎等多种疾病时常用，例如印堂穴移至鼻翼的两侧迎香穴，必须采用斜向灸法。

（7）拉辣式灸法：在躯干部，医者用左手三指平压躯干软组织，向中心线外侧移动，雷火灸距离皮肤2cm，保持红火，随着医者的手在患者皮肤上熏烤。在四肢部，医者平压肢体软组织向远端移动，雷火灸距离皮肤2cm，保持红火，随着医者的手在患者皮肤上熏烤。每个方位每次拉动距离不少于10cm，拉动次数为3~5遍为佳。本法是雷火灸自创新的手法。

3. 得气、补法与泻法

雷火灸的得气、补泻手法的操作以灸感程度、施灸时间、用药量、距离体表的距离、肌体呈现的红晕来区分。得气分补法的得气与泻法的得气。

［补法得气］距离皮肤3~5cm，施灸时间在5~10分钟，皮肤慢慢地呈现淡红色红晕或肌肉软组织呈现柔软，皮肤温度增加，此为补法得气。

［泻法得气］距离皮肤1~2cm，悬灸时间在0.5~1分钟，皮肤呈现红晕，皮温急剧增加，患者有刺痛感，此为泻法得气。

一般得气后为一壮，必须用手触摸被灸处皮肤，降低皮温后再重新反复施灸。

［补法］距离皮肤3~5cm，施灸时间在20分钟左右，皮肤始终感觉能承受的温热度，热度又渐向穴位组织渗透，缓吹灰，使其自然地燃烧。

［泻法］距离皮肤1cm，速吹灰，保持火头火红。

（四）适应证

适用于各类急慢性疼痛类病症。

禁忌证与注意事项同温和灸。

四、药罐疗法

（一）概述

药罐疗法是药物与拔罐疗法同时使用的罐法。现临床中有以下几类药罐：煮药罐、抹药罐、贮药罐。特色水药罐属于贮药罐。药罐疗法是中医罐疗中的特色疗法之一，是在拔罐前后在拔罐部位配合药物外用的一种治疗方法。此疗法由于能够同时发挥药物和拔罐的双重作用，对很多疑难病疗效较好，在临床治疗中得到了广泛的应用。药罐疗法在临床中多用于治疗各种痹证，其应用形式以拔罐为主，有时也配合闪罐和走罐。

（二）治疗原则

药罐疗法通常作用于四肢、躯干肌肉丰厚的地方，根据病情选取相应的穴位，并配合阿是穴。随着罐具的改进，也可作用于一些肌肉组织相对较薄的部位，甚至是关节部位。例如在面部通常采用储药罐法，使用自制抽气罐（把青霉素空瓶磨掉底部并洗净，塞上瓶塞，将注射器经瓶塞将瓶内空气抽出）。遵循物尽其用、趋利避害、辨证论治、个体诊疗的原则。

（三）操作方法

1. 煮药罐法

多采用竹罐，操作方法是将药物置于纱布袋中，放入锅内浸泡 0.5 小时，煮沸 1 小时左右，将药袋取出。竹罐放入药锅中再煮 3~5 分钟，用长镊子将药罐捞出，快速将水甩净，罐口向下放到毛巾上，捂住罐口，待温度适宜后迅速按在相应腧穴或应拔部位的肌肤上（注意罐内不要留药渣，拔罐时以拔罐者手感不烫为宜，以免烫伤患者皮肤）。

2. 储药罐法

现有以下几种：①用火罐储药后，以闪火法拔于皮肤上。②用棉球吸附药液，放入火罐以闪火法拔于皮肤上。③将青霉素药瓶磨去瓶底并磨光，保留瓶口的橡皮盖，罐盛药液，用抽气法吸于皮肤上。以上 3 种储药罐与特色水药罐相比，罐内药物较少，难以做到留罐时恒温，故热敷功效弱。

煮药罐与特色水药罐相比，药与皮肤接触面小；抹药罐与特色水药罐相比，仅有药与罐的作用，无热敷功效。

3. 抹药罐法

将药液、药膏或药糊均匀平敷在穴位上，面积为略小于罐口的圆面，然后在其上进行拔罐。抹药罐所用之罐有玻璃瓶罐、真空抽气罐或自制橡胶抽吸药罐。

4. 药物贴附法

是用大小适宜的某些药物浸泡乙醇后，或是将浸有药液的药棉贴在罐内壁，用火点燃后，迅速扣在应拔部位上的一种罐法。

5. 特色水药罐法

［特色水药罐的药物］当归60克，红花50克，桂枝50克，独活50克，黄芪50克，木瓜50克。用2000ml水浸泡2小时后，煎煮1小时，取汁500ml；再加水2000ml，煎煮取汁500ml；将2次煎汁混合再煎煮，浓缩成500ml，保温于45℃，以备拔罐时用。

［特色药罐制作方法］将100ml葡萄糖水或生理盐水的玻璃瓶去底后，将底口磨光滑，保留瓶口的橡皮盖。

特色水药罐内放45℃药液60ml，在拔罐疗法叠加热敷作用的基础上，增加了中药的作用。黄芪补气行滞，当归补血活血，红花行血破瘀，桂枝温通经脉，独活、木瓜祛风湿通络止痛，诸药共用对于风寒湿瘀所致经络不通的痹证，均可通经止痛。

［拔罐方法］取煎煮保温于45℃的中药液60ml倒入自制药罐内，令患者坐位、挺胸、稍向后仰，然后用抽气法（抽气20ml）将药罐吸于皮肤上，令患者自然舒适坐位即可。

［拔罐时间及疗程］每次留罐10分钟。每日1次，5次为1个疗程，疗程间休息2天，共治疗2个疗程。

（四）适应证

药罐疗法借助罐内产生的负压，作用于机体的经络和穴位处，引起局部皮肤充血或瘀血，从而疏通经络、调和脏腑、平衡阴阳、扶正祛邪，起到活血、行气、止痛、消肿、退热、散结、祛风、除湿、拔毒等作用，已被广泛应用于内、外、妇、儿、皮肤、五官科等病症的治疗。

（1）内科疾病：神经系统疾病，如面瘫、脑梗死、带状疱疹的后遗神经痛、坐骨神经痛。

（2）泌尿系统疾病：泌尿系结石、产后尿潴留。

（3）消化系统疾病：消化性溃疡、慢性胃炎、胆囊炎、直肠脱垂、湿热痢。

（4）呼吸系统疾病：慢性支气管炎、咳嗽、哮喘、流感发热。

（5）免疫系统疾病：风湿性关节炎、类风湿性关节炎、痛风、强直性脊柱炎等多种风湿免疫病。

（6）骨科疾病：骨质增生、肱骨外上髁炎、腰椎后关节紊乱、坐骨神经炎、急性腰扭伤、陈旧性腰扭伤、腰椎间盘突出症、落枕、腰肌劳损、腰 3 横突综合征、膝关节炎、肩周炎，腹、背、颈肌筋膜炎，肌纤维组织炎、颈椎病、梨状肌综合征、颞颌关节功能紊乱。

（7）皮肤科疾病：带状疱疹、白癜风、神经性皮炎等。

（8）妇科疾病：痛经、附件炎等。

（9）儿科疾病：小儿喘咳。

（10）传染科疾病：痄腮。

（11）精神科疾病：失眠、疲劳综合征。

禁忌证与注意事项同拔罐疗法。

五、火龙罐疗法

（一）概述

火龙罐是近年来在实际临床操作过程中不断研制开发出的一种使用工具。其罐体造型特殊，操作者使用手法独特，可随穴而灸，具有舒筋活血、出痧化瘀、温阳散寒通络的功效。火龙罐集推拿、刮痧、艾灸于一体，是可以结合揉、碾、推、按、点、闪、摇、震、熨、烫等多种手法的一种特殊工具。与传统火罐相比，火龙罐构造独特，罐内独制的艾炷充分点燃后，其火力旺盛，渗透力强，产生的烟雾小、少，在走罐的同时可随着空气的流动散于无形。行罐的同时可出痧也能化瘀，患者舒适度高，故而火龙罐既没有像传统火罐那样造成局部皮肤瘀血的现象，也没有传统火罐起罐时引起的疼痛。

（二）治疗原则

火龙罐疗法具有药力峻、火力猛、渗透力强的特点，有温通调补功效，打破以往单一手法，将灸、推、刮、点、揉、摩、运、拨法结合在一起，作用部位在颈部，可以松解颈项部肌肉的紧张与僵硬。火龙罐疗法具有通经活络、使气血运行通畅、疏通经络改善心脑供血、平衡脏腑气机调节神经功能等作用。

运用火龙罐治疗腰椎间盘突出症，选取部位主要以腰部为主，重点穴为双侧腰夹脊穴和太阳经穴，选取小号火龙罐，在腰部采用灸、推、刮、点、揉、摩、运、拨法治疗。

（三）操作方法

患者呈俯卧位，将腰部皮肤完全暴露后涂抹适量按摩膏或艾精油，护理人员把专用艾炷插入火龙罐，压实，点燃，并用鼓风机均匀地吹艾炷上端，确保艾炷充分燃烧。在此基础上，护理人员手捧火龙罐并操作于颈、肩、腰、背部皮肤，包括以下几种手法。

（1）运法：罐口平扣皮肤，小鱼际紧贴皮肤，在施罐部位轻轻滑动火龙罐。

（2）推法：罐口抬起15°弧边推，走罐过程中，用手掌尺侧、小鱼际肌在施罐部位揉推。

（3）拨法：罐口抬起15°弧边拨。

（4）刮法：在逐渐适应治疗后，推刮、回旋刮。

（5）灸法：温和灸，用运法；透热灸，用摇骰子的方式不断煽风加旺火。

（6）点法：使用罐口突出处对任意一个穴位进行揉按。

在施罐时，首先使用润法使肌肉得到放松，适当滑动火龙罐后通过刮法对筋膜做松解处理，并使用拨法缓慢拉伸肌肉，再在穴位施点法。

护理人员每日施罐时交替运用以上6种手法，操作时间约为30分钟，1次/天，以皮肤微出汗且红润为最佳。

（四）适应证

该疗法可应用于各类内、外、妇、儿、皮肤、五官科等病症的治疗，适应证、禁忌证与注意事项同拔罐疗法。

六、穴位埋线疗法

（一）概述

穴位埋线疗法是在传统针刺疗法基础上发展起来的一种穴位刺激方法，是在中医学的脏腑、经络、气血等基础理论的指导下，把羊肠线、胶原蛋白线或高分子聚合物线（PGA 或 PGLA 线）埋植在相应腧穴或特定部位中，利用线体对穴位的持久性刺激作用来防治疾病的方法。现代穴位埋线疗法是在传统留针、埋针方法的基础上不断继承发展起来的，操作简单，疗效持久，临床效果好，临床应用日益广泛，技术更新发展较快，形成了各具特点的埋线方法。

（二）治疗原则

穴位埋线取穴规律与针刺大体相同，但穴位更加精简，目的为减轻疼痛及不适感。以辨经取穴为主，选穴以募穴、背俞穴居多，配合远端辨证取穴。但目前穴位埋线的临床选穴多存在主观性，穴位处方数量参差不一，尚未有针对具体病症的精选处方，同时缺乏大样本、多中心的临床试验对处方穴位进行系统对比研究。事实上，取穴数量过多不仅增加患者疼痛感及恐惧心理，并且易于耗散正气，导致经气疲乏及腧穴疲劳，反而影响疗效。《素问·刺要论篇》曰："病有浮沉，刺有浅深，各至其理，无过其道……"穴位埋线时线体材料的埋植浅深同样需要因病而施，使达到"气至有效"。在辨证取穴的基础上，主配穴结合，精选穴位处方，交替取穴，可有效激发经气感应并且避免正气耗损过多。明确不同病症的最佳埋植深度，规范穴位层次的选择，可使疗效取得最大化。权衡补泻的疗效与手法操作弊端，优选最佳补泻操作，有利于取得更好的临床疗效。

（三）操作方法

1. 切埋法

选定穴位，消毒、局部麻醉，用手术刀纵行切开皮肤 1cm 左右，然后用止血钳钝性剥离皮下组织至肌层，并在穴位内轻柔按揉数秒钟，待产生麻、胀、酸样感觉后，将 1~2 段羊肠线埋入切口底部肌层，使线垂直于切口。缝合，用无菌纱布包扎切口，5~7 天后拆线。

2. 割埋法

选定穴位，消毒、局部麻醉，用手术刀沿经脉纵行切开皮肤 1cm 左右。在穴位底部找到敏感点，用血管钳上下左右轻柔地拉动按摩，可适当摘除脂肪或破坏筋膜。产生强刺激后，将羊肠线或动物组织埋植入穴位底部肌层内。缝合切口，无菌包扎 5 天。

3. 切开结扎埋线法

首先将羊肠线穿进缝合针，然后在穴位上下或两侧做两个局麻皮丘。用手术刀在一侧皮丘切开皮肤约 0.5cm，用弯止血钳插入切口并轻柔按摩。得气后，将针刺入切口，穿过穴位深处直至另一侧切口处出针，将羊肠线往返牵拉；又从出口处再进针至切口，将两线头拉紧并打结。将结埋入切口，无菌包扎 5~7 天。

4. 医用缝合针埋线法

在埋线穴位的两侧 1~2cm 处消毒后，局部麻醉。将可吸收性外科缝线穿进皮肤缝合针，一手用持针器持针，另一手捏起两局麻点之间的皮肤，将针刺入一侧局麻点，穿过穴位肌层或皮下组织，从对侧局麻点穿出。紧贴皮肤剪断两针孔的线头，放松皮肤后，轻揉穴位局部，使线头全部进入皮下。按压针孔止血。包扎 3~5 天。

5. 注射针埋线法

操作前将羊肠线装进注射针头（7 号或 9 号），线头与针尖内缘齐平，剪平针灸针的针尖。常规消毒穴位皮肤，左手绷紧局部皮肤，右手将针头快速刺入穴内，稍做提插。得气后，将针芯内的针灸针用力向内，然后缓慢退出针头，使羊肠线全部留于穴内。缓慢出针，查无线头外露，胶布固定穴孔。

6. 腰穿针埋线法

用腰穿针作针管，适当长度的针灸针作针芯（磨平针尖）。左手按压固定穴位，右手持针刺入穴位内，至所需针刺深度。提插得气后，边退针管，边推针芯，将羊肠线完全埋植入穴位肌层。检查肠线无外露，按压针孔止血，包扎 3~5 天。

7. 专用埋线针埋线法

选择穴位的进针点，局部皮肤消毒后麻醉。取一定长度的羊肠线或胶原蛋白线，一手持镊将线中心置于局麻点上，另一手持埋线针，缺口向下压住线体。进针，使线埋入皮内，持续进针直至线体全数埋入穴位皮下，再适当进针，再出针。按压针孔止血。无菌包扎 3~5 天。

8. 一次性埋线针埋线法

选择患者舒适、医者易于操作的体位，局部皮肤消毒。将胶原蛋白线放入埋线针前端，左手按压固定穴位，右手持针快速刺入皮下，再进针至所需针刺深度，施提插捻转手法。待气至，边推针芯边退针管，将线体全部埋植在穴位肌层，出针。紧按针孔止血，敷医用胶贴便可。

9. "线体对折旋转"埋线法

局部常规消毒，取一段 PGLA 或 PGA 线，放入埋线针的前端，使线在针尖内外的长度基本相等，不要针芯。先倾斜针身，使线在针尖处被压而形成对折，再快速直刺入穴位，使针孔外的线体全数进入皮肤。得气后，捻转出针，即完成一次埋线操作。

10. "埋线针刀"埋线法

埋线针刀是一种新型的操作工具，无针芯，既可用作针刀也可用于穴位埋线。操作方法采用"线体对折旋转埋线法"，即取一段 PGLA 或 PGA 线，放入针的前端，使线在针尖内外的长度大致保持相等，先"定点、定向、加压分离"。刺入穴位时，线在针刀边处被压形成对折，确保针孔外的线体全部进入体内。得气后，提插切摆，再旋转、出针，贴敷创可贴。

11. "手卡指压式"星状神经节埋线术

患者取仰卧位，头后仰以完全暴露颈部。取一段 PGA 或 PGLA 线，放入针的前端，线在针尖内外的长度大致相等，先定位、加压分离定点、卡颈刺入第 6 颈椎横突前结节，确保线体全部进入体内。得气后出针，按压片刻，贴敷创可贴即可。

（四）适应证

穴位埋线疗法已逐步实现了微创、有效和可控的要求，已得到临床各科的广泛应用，涉及内、外、妇、儿、骨科疾病以及皮肤、美容等方面。

（五）禁忌证

（1）五岁以下的儿童、孕妇，有出血倾向者及蛋白过敏者禁用。

（2）皮肤破损处、关节腔内禁用。

（六）注意事项

（1）严格无菌操作，防止感染。

（2）埋线时如有羊肠线露出皮肤外，一定要拔出，重新埋入，以免感染。

（3）埋线后如局部出现红、肿、热、痛，说明有感染，轻者热敷即可，重者应作抗感染处理。如已化脓，应放出脓液，再作抗感染处理。

（4）在胸背部穴位埋线时应注意针刺的角度、深度，不要伤及内脏、脊髓。在面部和肢体穴位埋线时应注意不要伤及大血管和神经。

（5）在同一个穴位反复多次埋线治疗时，应偏离前次埋线治疗的进针点。

（6）埋线后敷料隔 1 天取下，针眼处当日应避免着水。

（7）埋线后要留观 30 分钟，如有不良反应须及时处理。

（8）精神紧张、过劳或进食前后 30 分钟内，一般不做埋线，以免发生晕针。

七、穴位注射疗法

（一）概述

穴位注射疗法又名水针疗法，是一种利用针刺作用和药物作用相结合来治疗疾病的方法，可根据所患疾病按照穴位的治疗作用和药物的药理性能，选择相应的腧穴和药物，发挥其综合效应，达到治疗疾病的目的。早在 20 世纪 50 年代，中国医生就根据传统的中医药理论，结合西医学的注射技术，将药物注入人体的经络穴位，治疗各种疑难病症，即创造了穴位注射疗法。此种注射疗法简便易行，起效快，效果好，且所需的药物剂量也小，因而很快在全国范围内推广使用。20 世纪 70 年代中期，大约有 105 种常见病采用穴位注射疗法治疗，目前已增加至 285 种，几乎覆盖了临床内、外、妇、儿、皮肤、五官等各科疾病，涉及中医 33 种病，所用药物也已扩大至 8 类常见西药制剂及 9 类中药制剂。穴位注射类针刺样刺激强大、迅速，但较短暂，结合注射药物见效持久但缓慢的药理作用，相得益彰；穴位注射使外用药直接渗透穴位，起效迅速，疗效确切；穴位注射通过刺激穴位、经络，调节机体状态，使得用药少、疗效佳；穴位注射可以避免胃肠道对药物代谢的影响及相关不良反应，避免静脉给药对血管壁的刺激，不良反应较小。其中自血经络穴位注射疗法又称"自血注穴疗法"，是指抽取患者自身的静脉血，即刻注射入患者身上某些穴位，用于治疗疾病的一种治疗方法。自血经络穴位注射疗法通过放血、针刺、自血、穴位注射的多重作用，持续刺激经络穴位，临床应用广泛、疗效显著。它吸取了中医学有关经络穴位对内脏的特异性关系理论，以血液中含有的丰富血细胞、激素、酶类和免疫抗体等物质为刺激因子，利用血液在穴位吸收缓慢、刺激微弱持久的特点，在治疗相关疾病的经络穴位产生针刺和自血多重疗效，对机体生理功能、病理反应、免疫机制等进行综合调节，是一种"简、便、廉"的中医适宜疗法，值得临床进一步研究和推广。

（二）治疗原则

穴位注射疗法的主要治疗作用和原则包括穴位的特异性和药物的特异性，临床及实验证明，选择相同穴位注射不同药物产生的疗效不同。因此在治疗过程中，应特定性地基于穴位特异性、药物特异性，分析穴位注射最基本的影响因素——穴位、药物、治疗频次、注射剂量等，来制定具体操作方案，发挥最大效应。

穴位注射通过注射器具对腧穴进行机械性刺激从而发挥针刺样作用。注射的药物则发挥其相应作用。穴位注射药物后，对周围组织产生挤压，从而产生类针感样作用。药物注射后其循经作用使药物直达患处产生疗效。腧穴、药物及药物产生的针刺样作用可能存在协同或拮抗作用。

穴位特异性指将相同药物注射入不同的穴位，其产生的疗效不同。将同剂量利尿剂注射于不同穴位，其利尿作用强弱不一，其中穴位注射委中穴疗效优于内关穴及三阴交穴。等量腺岛素穴位注射内关穴组疗效大于穴位注射足三里穴，而与静脉注射疗效相似。注射非穴不能出现注射穴位的结果。因此在给药条件固定的情况下，穴位起了明确的作用。

放大作用指对于相同剂量的药物，穴位注射效果大于肌内注射、皮下注射，甚至超过静脉注射；为达相同疗效，穴位注射药物用量最小。

针刺具有双效调节效应，其影响因素主要是针刺的作用方式、针刺腧穴的特异性以及机体的状态或内外环境。然穴位注射双向调节效应并不明确，配穴后穴位注射疗效大于单穴，表明腧穴间有协同作用。不同经络腧穴配穴后可产生相反的疗效，提示穴位不仅存在协同作用，也存在拮抗作用。穴位注射中穴位具有特异性，药效具有循经性，当腧穴作用与药理作用一致时，穴药效应更强，提示穴位注射有穴药整合作用。

（三）操作方法

本法是将针刺与药理、药水等对穴位的渗透刺激作用结合在一起发挥综合效能，以提高疗效，因此与毫针针刺选穴相比，穴位注射更注重精选穴位。一般以2~4穴为宜，并宜选择肌肉较丰满的穴位，也可以是阿是穴，或检查时触到的呈结节、条索状等的阳性反应点。

临床中穴位注射所用的药物非常广泛，有中药注射液、西药注射液，比较特殊的有自血注射，蜂毒注射等。注射时有用单纯一种药液，也有2种以上药液混合或交替使用者。用药剂量也有较大差异，最少者每穴0.1ml，多者可达每穴4ml。一般以穴位部位来分，头面部可注射0.3~0.5ml，耳穴可注射0.1ml，四肢部可注射1~2ml，胸背部可注射0.5~1ml，腰臀部可注射2~5ml。

（四）适应证

穴位注射治疗疾病涉及中医临床各科，几乎覆盖了临床内、外、妇、儿、皮肤、五官等各科疾病，应用较多的是呃逆、腰腿痛、癃闭、漏肩风、哮喘、颈痹、小儿腹泻、头痛、鹤膝风、鼻渊、面瘫等。

（五）禁忌证

婴儿，诊断不清、意识障碍或者对药物过敏的患者禁用穴位注射法。体质十分虚弱的患者，有频繁晕针病史的患者、穴位注射的局部皮肤感染较为严重的患者，还有孕妇的一些下腹部、腰骶部的穴位，以及有可能引起子宫收缩的穴位应尽量少用或者不用穴位注射法。

（六）注意事项

在某些部位刻意施用手法以求得气，易造成局部组织的损伤，甚至导致局部形成瘢痕或挛缩。由于穴位注射用针多选用齿科针头或肌肉注射用针头（值得欣慰的是现在已有穴注专用针），针体较一般毫针更粗，在有较多神经、血管部位反复多次提插易伤及附近的神经。

穴位注射使用的穴位遍布全身，因此在操作方法上应当更加规范化。除与其他注射方法一样要注意严格消毒外，还应熟悉解剖位置，针下要避开大的神经、血管，针头刺入穴内后，应回抽无血后方可将药液均匀、缓慢注入穴内。注药时不可过快、过猛。如为自血注射，则应做到动作迅速、准确，以免血液在针管内凝固。如为蜂毒等易致过敏反应的药物，则应先进行皮试，无过敏反应者方可进行穴注。

八、浮针疗法

（一）概述

浮针疗法是用一次性的浮针等针具在局限性病痛的周围皮下浅筋膜进行扫散等针刺活动的针刺疗法，是传统针灸学和西医学相结合的产物，是在继承和发扬古代针灸学术思想、宝贵实践经验的基础上，结合西医学，尤其是现代针刺研究的成果，具有适应证广、疗效快捷确切、操作方便、经济安全、无不良反应等优点，对临床各科，特别是疼痛的治疗有着较为广泛的作用。

浮针疗法是在传统腕踝针技术基础上由南京中医药大学浮针医学研究所所长符仲华教授于 1996 年进一步丰富完善的新疗法。浮针作用部位在皮下，不深入肌肉层，似浮在肌肉上，故取名为"浮针"。浮针的理论渊源可追溯到《灵枢·官针》中关于"毛刺"刺法的记载："毛刺者，刺浮痹皮肤也"，最大特点是皮下进针、近部选进针点和留针时间长。

（二）治疗原则

浮针疗法主要基于肌筋膜疼痛触发点进行治疗部位的选择，具体的治疗原则可分为根本性和可能性的两种。

［根本性治疗原则］找出引起触发点活化的原因，再针对此因子，施予积极治疗。但真正引起触发点活化的原因很多，需要大量的进一步研究和探索，因此目前实行较为困难。

［可能性治疗原则］就事论事地有效缓解患者的疼痛，或尽可能减少肌筋膜触发点疼痛的复发。

浮针疗法正是遵循可能性治疗原则，其作用的组织层次主要在筋膜层，其独创的扫散动作及其他配合手法，可实现对结缔组织层，特别是对疏松结缔组织最大的良性干预，故而起效迅捷、高效。此外，扫散时的再灌注活动，使病灶周边组织中的血液再次进入缺血组织，能恢复局部血液循环，为改善病灶处的微环境提供了血液等营养保障，从而缓解疼痛。

（三）操作方法

1. 针刺方向——针向病灶

浮针疗法的针刺方向是刺向病灶，即肌筋膜疼痛触发点，不能偏歪，否则疗效大减。因此医师在操作时，必须聚精会神，心无旁骛，这与传统针灸学强调"治神"有相似之处。

2. 针刺角度、深度——平刺进针、皮下浅刺

浮针疗法是平刺进针，针体行进并滞留于浅筋膜层，属于典型的浅刺法，得气针感很弱，而且浮针疗法要求尽量避免得气感。浅刺是浮针的特色之一。

3. 扫散刺法，避免得气，不行补泻

浮针在进针完毕后，只行扫散动作，避免得气，不行任何补泻手法，并要求操作时左手辅助活动，使患者病痛点和进针点之间处于放松状态，便于针刺效应传导。符仲华认为，皮下疏松结缔组织神经末梢稀少，刺后没有"得气"感，该部位放松与否对治疗效果有着相当的影响。

4. 留针时间——留针持久

浮针针具的软套管，解决了长时间留针的难题。浮针疗法为维持巩固疗效，需长时间留针，一般为6~24小时。

（四）适应证

浮针疗法目前临床已广泛用于治疗慢性头痛、颈椎病、肩周炎、网球肘、腱鞘炎、腕管综合征、腰椎间盘突出症、腰肌劳损、膝关节炎、踝关节陈旧性损伤等各种疼痛类疾病，对于四肢部软组织伤痛、颈肩腰背痛以及内脏痛均有良好的效果，往往痛随针止，较常规针刺及西药治疗等更为有效、安全。随着临床研究的发展，浮针疗法亦被证实可用于治疗面瘫、慢性咳嗽、压力性尿失禁、功能性便秘、胆囊炎胆石症、慢性胃痛（慢性胃炎、胃溃疡）、泌尿道结石、慢性附件炎、宫颈炎等内外科疾病。

禁忌证与注意事项同针刺疗法。

九、腹针疗法

（一）概述

腹针疗法是一种创新针法，是通过针刺腹部穴位调节先后天经络而治疗疾病的一种针灸治疗方法，具有安全、无痛、高效、快捷的优点，适用于各年龄段的人群。随着腹针理论的不断完善，在临床中适应的疾病种类不断增多，目前已经涉及多个系统疾病的治疗，在国外也有对腹针疗法的应用和研究。

腹针疗法作为一种区别于传统针刺疗法的新型针法，将腹部看作一个多层次的立体空间结构，并且认为腹壁浅层存在一个影响全身的经络系统。本疗法最大特点在于临床治疗选穴集中于腹部，以求通过针刺腹部局部腧穴达到调理全身脏腑、经脉的作用。腹针疗法对腹部既定传统腧穴赋予了新的全息概念，并结合临床实践总结出了腹针新穴，将其一并应用到临床疾病的治疗中。同时本疗法在针刺操作中有别于传统针刺方法，其要求无痛，不追求酸、麻、胀、痛之针感，在临床治疗中大大减轻了患者对针刺的畏惧与不适感。

（二）治疗原则

腹针是通过刺激腹部穴位，调节脏腑失衡来治疗全身疾病，以神阙布气假说为核心的一个微针系统。腹针疗法的取穴采用循经取穴法、定位取穴法和八纲辨证取穴法。腹部的穴位具备不同的空间层次，针刺时使用天、地、人三部针刺法，根据病情的轻重和病位的深浅，遵循"浅刺调筋骨，中刺调经脉，深刺调脏腑"的原则进行针刺来调节不同的外周或内脏系统。

腹针疗法突出了"治病必求于本"和"辨证施治"特点，主要适用于内因引起的疾病或久病及里的疑难病、慢性病，如腰椎间盘突出症、妇科疾病和肥胖等慢性疾病。腹针针刺穴位在腹部，腹属阴，背属阳，任脉在腹部正中，任脉为阴脉之海，足三阴经循行均过腹部，腹部内藏有人体的脏腑，所以腹针的治疗既可以调筋骨，又可以调经脉和脏腑。

（三）操作方法

1. 腹针治疗时的体位

（1）腹针治疗时，患者采取平卧体位，四肢放松，腿可伸直或半屈曲。在治疗的过程中，患者可以根据舒适的程度把体位进行适当的调整。

（2）医者应根据自己的习惯决定操作的方位，左利手站在患者的左侧，右利手站在患者的右侧。

（3）根据处方的需要对每个穴位进行度量并在腹部标记，然后根据处方的要求，依序进行针刺。

（4）进行平卧体位的治疗前后对照，根据对照的结果决定是否对处方或穴位的深浅进行调整。

（5）操作完成后，选择适当的器具罩在腹部，对针刺在腹部的针具进行保护，根据环境温度加盖在患者的腹部保暖。

2. 腹针取穴方法

腹部分寸的标定采用骨分寸取穴法。以 2 个穴位点之间水平线上的直线距离为准。

［上腹部］中庭穴至神阙穴确定为 8 寸。

［下腹部］神阙穴至曲骨穴确定为 5 寸。

［侧腹部］从神阙、经天枢穴至侧腹部腋中线确定为 6 寸。

3. 腹针的针刺方法

进针时应避开神经、血管，根据处方的要求，按照顺序进行针刺。

［进针］准确度量，确定穴位后，采用套管针，快速弹入皮下。针刺深度：浅刺——皮下，中刺——脂肪层，深刺——肌层。

［行针］缓慢捻转不提插 1~2 分钟，或轻捻转慢提插 1~2 分钟。

［出针］留针 30 分钟后出针，出针时按照进针顺序缓慢捻转出针。

（四）适应证

主治落枕、肋间神经痛、肩部扭伤、急性腰扭伤、坐骨神经痛等病症，适用大部分适合针灸疗法主治的病症。

（五）禁忌证

有凝血功能障碍的患者；孕妇；急腹症；腹部肿瘤；针刺穴位局部皮肤有破损、感染患者。

（六）注意事项

在治疗过程中，应随时注意患者对腹针治疗的反应，若有不适，应及时进行调整，以防止发生意外事故。

一般应在饭后半小时后进行治疗，在治疗前应空排大、小便。

天气寒冷时，针刺完成后要注意腹部的保暖。

十、平衡针疗法

（一）概述

平衡针灸学是由北京军区总医院王文远教授成功创立的中医学与西医学在针灸领域相结合的一门现代针灸学，在继承传统中医理论的基础上，通过针刺中枢神经分布在周围神经上的特定靶穴来调节、修复大脑基因程序，使失调、紊乱、被破坏的中枢管理程序系统恢复到原来的平衡状态，间接地激发患者应激能力。

（二）治疗原则

在平衡针治疗原则中，主要强调"上病下治，左病右治"，突出双侧同时取穴、左右交替取穴、交叉取穴、同侧取穴等，临床常用的穴位分布于头颈、上肢、胸腹、脊背、下肢各部位。

（三）操作方法

1. 取穴原则

（1）特异性取穴原则——腰痛穴。

（2）区域性取穴原则——颈痛穴。

（3）交叉性取穴原则——肩痛穴，肘痛穴，膝痛穴，踝痛穴，腕痛穴。

2. 持针方法

（1）采用 3 寸一次性无菌针灸针。

（2）用酒精棉球固定在针尖 5~10mm 即可。

3. 进针手法

（1）提插手法。

（2）一步到位针刺法——肩痛穴。

（3）两步到位针刺法——膝痛穴。

（4）三步到位针刺法——腰痛穴，臀痛穴，肘痛穴，颈痛穴，踝痛穴，腕痛穴。

（5）强化性针刺手法。

4. 针刺针感

（1）触电式远距离针感——肩痛穴。

（2）放射性针感——膝痛穴。

（3）混合性针感——腰痛穴，颈痛穴。

适应证、禁忌证与注意事项同针刺疗法。

十一、筋针疗法

（一）概述

"筋针疗法"源自《黄帝内经》，是经挖掘整理《灵枢·经筋》篇的有关经典理论，结合临床经验而研创的一种新型特色针刺疗法。是在经筋理论的指导下，利用特制的筋针，选取"以痛为腧"之筋穴，浅刺皮下，激发卫气，无感得气，舒筋散津，从而速治筋性痹病、筋性腔病与筋性窍病的一种独特的针刺疗法。其优点是安全无毒（筋针浅刺皮下，不刺入肌肉，较常规针法安全）、无痛无感（无痛进针，几乎在无感觉的状态下接受针刺）、高效速效。

（二）治疗原则

筋针运用要掌握经筋分布特点、经筋病、经筋针法、筋针疗法等，熟练筋针基本技能：经筋六向评估，以痛、结、舒为腧等取穴法；筋针刺法（纵横刺法）；无痛进针法、无感针法等。

治疗腰椎间盘突出症要区分筋肉型、筋脉型和筋骨型。

（三）操作方法

1. 筋肉型

［取穴］一般在手足三阳筋附近循筋寻找压痛点或筋结点，活动可诱发疼痛或显露病位，有助于确定筋穴。

［操作］取 0.30mm×30mm 筋针，在上述筋穴常规消毒后进针。沿皮下向上纵刺或向后横刺 20~25mm（针刺时要触摸动、静脉的位置，避开血脉，避免刺伤）。可配合相应活动验证疗效，如效果不显，可调整针刺方向，以取效为准。

2. 筋脉型

［取穴］①足少阴筋脉病：一般在患侧附近寻找压痛点或筋结点为筋穴，大多能触及筋束并有弹响；②足太阳筋脉病：一般在项背部两旁筋肉附近或枕项部（上项线）附近寻找压痛点或筋结点，或上背部脏腑背俞穴附近寻找压痛点或舒适点为筋穴；③手阴、阳筋脉病：一般在患侧筋肉寻找压痛点或筋结点，配合活动可诱发疼痛或显露病位，有助于确定筋穴。

［操作］取 0.30mm×30mm 筋针，在上述筋穴常规消毒后进针。枕项部筋穴，沿皮下横刺 20~25mm；颈部筋穴，可沿皮下向上纵刺或横刺 20~25mm；背部筋穴，沿皮下向督脉（脊柱）横刺或向上循筋（平行脊柱）纵刺 20~25mm；前胸部筋穴，可向肩峰横刺 20~25mm；肩部筋穴，可向肩峰纵刺或横刺 20~25mm；上肢部筋穴，向肩峰循筋纵刺 25~35mm；手部筋穴，向腕部循筋纵刺 15~20mm。可配合相应活动验证疗效，如效果不显，可调整针刺方向，以取效为准。

3. 筋骨型

［取穴］一般在骨关节附近筋肉循筋寻找压痛点或筋结点，如能配合影像学检查，在明确定位的基础上，再配合颈部活动，可诱发疼痛或显露病位，有助于确定筋穴。

［操作］取 0.30mm×30mm 筋针，在上述筋穴常规消毒后进针。沿皮下横刺 20~25mm；或沿皮下向上纵刺 20~25mm。活动检验针效，如效果不显，可调整针刺方向，以取效为准。如关节错位，可即刻解除疼痛；如关节增生，需多次治疗方能见效。

（四）适应证

适用于治疗软组织损伤等各种痛症，尤其适宜于畏惧针刺的肌肉关节疼痛病患者，对一些疑难杂症也有一定的治疗效果。

禁忌证与注意事项同针刺疗法。

十二、筋骨针疗法

（一）概述

筋骨针疗法是根据中医经筋学说、软组织立体三角平衡原理等学说，在传统针法基础上结合针挑疗法、运动针法等现代针法发明的中医微创针法，是吴汉卿教授在针刀疗法基础上结合传统九针和经筋学说发展起来的一种疗法，可以快速松解肌肉筋膜的机械压迫、迅速止痛、消除炎性反应，又具有传统针灸的补泻、留针候气、疏通经络、平衡阴阳等功能。

（二）治疗原则

筋骨针治疗选取治疗点主要聚焦于筋结点，如腰椎间盘突出症则主要选取棘突下筋结点、脊椎两旁筋结点、腰3横突尖筋结点、骶髂关节囊筋结点，进针主张采用双手协同进针法，进针方向与人体纵轴平行，与神经、肌肉的走行方向一致，垂直于体表，快速无痛进针至皮下，待所有筋骨针均刺入皮下后，再逐一对治疗点进行松解。松解过程中，以拇指、食指持针，中指控制深度，缓慢刺入浅筋膜层，再由浅入深，运用"筋膜扇形松解法"逐层分离粘连筋结点，松解至针下无弹性阻力感。

（三）操作方法

选取筋结点，操作时嘱患者俯卧位，用龙胆紫记号笔标注治疗点后，用爱尔碘消毒皮肤。选取 0.5mm×30mm 一次性扁圆刃筋骨针数根，采用双手协同进针法，进针方向与人体纵轴平行，与神经、肌肉的走行方向一致，垂直于体表，快速无痛进针至皮下。待所有筋骨针均刺入皮下后，再逐一对治疗点进行松解。松解过程中，以拇指、食指持针，中指控制深度，缓慢刺入浅筋膜层，再由浅入深，运用"筋膜扇形松解法"逐层分离粘连筋结点。松解至针下无弹性阻力感，同时患者局部产生酸胀感，留针守气2

分钟，继而快速出针。

（四）适应证

主要用于治疗各类神经系统、骨关节软组织系统疾病。

禁忌证与注意事项同针刺疗法。

十三、银质针疗法

（一）概述

银质针疗法是由古之九针"长针""大针""燔针"发展而来的一种特殊针刺手法，最初应用最广的是陆氏银质针。陆氏银质针是上海伤科八大家之一陆氏伤科的祖传针法，主要用于治疗外伤、关节活动障碍以及鹤膝风等疾病。陆念祖先生在祖传银质针的基础上对针具及针法进行了探索和改进，使其达到"以针代刀"的效果，扩大了银质针的治疗范围，对颈肩腰腿痛疗效显著。软组织外科学专家宣蛰人教授根据软组织无菌性炎症学说，在陆氏银质针的基础上创立密集型银质针疗法，通过松解软组织，强刺激痛点，达到消炎止痛的功效。银质针对顽固性疼痛疗效明显，因其作为以针代刀的疗法，刺激量大，较之普通针刺患者痛感明显；而顽固性疼痛患者对银质针的治疗过程耐受性更好，且口服止痛药效果差，不良反应大，故临床上顽固性疼痛应作为银质针疗法的绝对适应证。实际临床应用中，银质针疗法仅应用于顽固性关节疼痛或软组织疼痛，在内科痛症中应用极少。

（二）治疗原则

银质针疗法选取针刺点时以穴位为主，针刺后在针柄末端安装艾绒，或采用特殊仪器以达到温针灸的效果。治疗时选穴少而精，以泻法为主，针刺后强调患者出现针感下传的得气感。

宣氏银质针疗法按解剖位置选取针刺点，其在病变软组织上采用密集布针，因银质针针体较软、较粗、较长，能将热量传入软组织深部，可方便地沿着骨膜下推进；且其导热性较其他材质的针具好，能促进局部血液循环、加速局部炎症产物的排出，可促进疾病的恢复。

（三）操作方法

指导患者在特制的床上选择相应的体位，充分暴露其患侧部位，标记好进针点。对患者进针点及周围的皮肤进行常规消毒，对其进行局部麻醉。待麻醉起效后，在患者病灶局部以行距为 10mm、间隔为 10mm 的距离用银质针交替双排进针。待进针结束后，将小无菌布垫在银质针间，用银质针导热巡检仪对银质针进行加热，方法是：在银质针的尾端套上竹筒式加热探头，在探头下端距离其皮肤进针点的 3~5cm 处，实时监测针柄的温度，将温度调节为 80~110℃，使针尖的温度保持在 39~41℃ 之间，以患者自觉深部的软组织有舒适的温热感为宜。治疗 15 分钟后拔出银质针，用无菌敷料覆盖进针区。

（四）适应证

主要用于软组织类损伤引起的疼痛。

禁忌证与注意事项同传统针刺疗法。

十四、滞动针疗法

（一）概述

滞动针疗法是针灸疗法的一种，是滞针和动针相结合的一种新颖针灸疗法，李振全教授经过几十年的临床观察实践总结得出的结晶。它是以中医传统基础理论和西医学（解剖学、微创理论）为理论基础，把传统针灸手法"刃针、平衡针、按摩"和近代针刀手法改进创新，以滞针为前提，"动针"为目的，即"动静结合"的一种针灸治疗手法。滞动针疗法具有操作简便、得气迅速、针感强烈、疗效显著、适应证广范等特点。

滞动针具有区别于普通毫针的针具，是李振全教授经过几十年的临床研究改良和发明出来的特色针具。滞动针是源于毫针的基本结构，同样由针柄、针身、针尖组成，不同的是滞动针更粗，直径为 40mm，针身不光滑，有 1~3 道纵向弧形凹槽，这样的设计是为了更好地形成滞针。滞动针是先滞后动的操作，增粗的针身增强了针刺激量，扩大了治疗的范围，针身表面的凹槽使得捻转针身时肌纤维等组织更容易缠绕针身形成滞针。滞动针有着毫针和针刀的双重特性，除保留毫针得气、导气、刺激穴位的作用外，滞动针还具有"以针代刀"的特性，区别于"刃针"和"小针刀"，它对机体的损伤小，疼痛不明显，更容易被患者接受。在提拉、摇摆等操作过程中，软组织能够很好地被松解、剥离，对于由局部组织粘连增厚等引起的软组织损伤有很好的松解作用。

（二）治疗原则

采用滞动针治疗，无论实施哪一种刺法都必须把针滞住；滞针后行动针治疗的力量视患者病情及耐受程度而定；无论是直刺还是斜刺或平刺一定要刺到病位，因为病位深浅不一，有的是骨膜病变、有的是筋膜病变、有的是肌肉病变、有的是韧带病变，一定要分层次治疗。

（三）操作方法

使用专用针具——滞针，滞针的操作要点如下。

（1）毫针为母体针。

（2）针体表面具有微细、顺向、多条凹槽，主要效应：①减压减张，进针即刻减压；②针感强，持续时间长，最长可达1周左右；③摩擦力大，针体固定牢靠；④滞针角度小，速度快，一般捻转45°即可达到滞针状态。

（3）"针效刀功"——在针刀的操作面向后提拉（针刀是向前切），损伤小，效果好。

（4）操作要领即动态施针，先用针体把组织固定住，然后动态施力，提拉针体，或针不动手动，最终目的是使组织相对运动。

（四）适应证

对软组织损伤及各种颈肩腰腿痛具有显著的治疗效果。

禁忌证与注意事项同针刺疗法。

十五、皮内针疗法

（一）概述

皮内针疗法是在针灸学理论基础上，将特制的针具刺入并固定于腧穴皮下，进行较长时间留针的一种治疗方法。1950年日本学者赤羽幸兵卫首次提出皮内针疗法，由承淡安先生在我国开始推广，目前临床上皮内针疗法已用于多种疾病的治疗。

皮内针是古代针刺久留针及浅刺法的发展。其相关理论起源于《黄帝内经》,《素问·离合真邪论篇》里提到"静以久留"的刺法,《灵枢·九针十二原》篇亦曰"静以徐往,微以久留之而养"。《灵枢·官针》篇中有关于"浮刺"的记载,曰:"浮刺者,傍入而浮之,以治肌急而寒者也。"皮内针疗法是后人将浮刺与久留针相结合而形成的一种针法,它通过长时间、持续微弱刺激皮部而将刺激信息传入穴位经络脏腑以调整经络气血及脏腑功能,从而起到治愈疾病的作用。

(二)治疗原则

皮内针疗法治疗原则与针刺疗法基本相同,在"经脉所及、主治所及,上病下取"原则指导下选取穴位进行皮内针治疗的同时,还可以针对不同疾病选取筋结或畸络脉的体表区域实施治疗。在临床治疗的过程中,严格掌握"急则治其标,缓则治其本"的原则,辨证和辨病治疗相辅相成,强刺激和持续刺激有效结合,联合干预。

(三)操作方法

1. 皮内针针具

皮内针是用不锈钢特制的小针。有颗粒型、揿钉型2种。颗粒型(麦粒型):一般针长约1cm,针柄形似麦粒或呈环形,针身与针柄成一直线。揿钉型(图钉型):针身长约0.2~0.3cm,针柄呈环形,针身与针柄呈垂直状。

2. 颗粒型皮内针操作方法

针刺前针具和皮肤(穴位)均进行常规消毒。

[刺入操作]左手拇、食二指按压穴位上下皮肤,稍用力将针刺部皮肤撑开固定,右手用小镊子夹住针柄,沿皮下将针刺入真皮内,针身可沿皮下平行埋入0.5~1.0cm。

[针刺方向]采取与经脉呈十字交叉状,例如肺俞(膀胱经背部第一侧线上),经线循行是自上而下,针则自左向右,或自右向左横刺,使针与经线成十字交叉。根据病情选取穴位。

[埋藏固定]皮内针刺入皮内后,在露出皮外部分的针身和针柄下的皮肤表面之间粘贴一块小方形(1.0cm×1.0cm)胶布,然后再用一条较前稍

大的胶布，覆盖在针上。这样就可以保护针身固定在皮内，不致因运动的影响而使针具移动或丢失。

3. 揿钉型皮内针

多用于面部及耳穴等须垂直浅刺的部位。用时以小镊子或持针钳夹住针柄，将针尖对准选定的穴位，轻轻刺入，然后以小方块胶布粘贴固定。另外，也可以用小镊子夹针，将针柄放在预先剪好的小方块胶布上粘住，手执胶布将其连针贴刺在选定的穴位上。埋针时间的长短可根据病情决定，一般 1~2 天，多者可埋 6~7 天，暑热天埋针不宜超过 2 天，以防止感染。

（四）适应证

目前，皮内针疗法在临床上应用较为广泛，适用于各种疾病治疗。

禁忌证同针刺疗法。

（五）注意事项

每次取穴，一般取单侧，或取两侧对称同名穴。

埋针要选择易于固定和不妨碍肢体活动的穴位。

埋针后，患者感觉刺痛或妨碍肢体活动时，应将针取出重埋或改用其他穴位。

针刺前，应对针体详细检查，以免发生折针事故。

注意消毒，暑热天埋针时间不超过 2 天，以防感染。

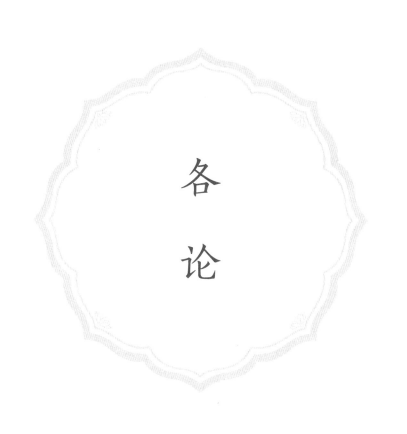

各论

第四章　腰椎间盘突出辨证外治法治疗

腰椎间盘突出症是临床上较为常见的腰部疾患之一，属于中医学"腰痛""痹证""腰腿痛"的范畴，多指腰部感受外邪，或因外伤，或由肾虚引起的气血运行失调，脉络绌急，腰府失养所致的以腰部一侧或两侧疼痛为主要症状的一类病症。腰椎间盘突出症临床辨证分型主要有肾虚证、瘀血证、寒湿证、湿热证等，其病机多为本虚标实，以虚为本，尤其是肾虚。

国家中医药管理局发布的《中医病证诊断疗效标准》中有关腰椎间盘突出症的内容如下。

（1）有腰部外伤、慢性劳损或受寒湿史。大部分患者在发病前有慢性腰痛史。

（2）常发生于青壮年。

（3）腰痛向臀部及下肢放射，腹压增加（如咳嗽、喷嚏）时疼痛加重。

（4）脊柱侧弯，腰生理孤度消失，病变部位椎旁有压痛，并向下肢放射，腰活动受限。

（5）下肢受累神经支配区有感觉过敏或迟钝，病程长者可出现肌肉萎缩。直腿抬高或加强试验阳性，膝、跟腱反射减弱或消失，拇趾背伸力减弱。

（6）X线摄片检查：脊柱侧弯，腰生理前凸消失，病变椎间盘可能变窄，相邻边缘有骨赘增生。CT检查可显示椎间盘突出的部位及程度。

第一节　急性腰椎间盘突出症

一、概念

腰椎间盘突出症是因腰椎间盘发生退行性变，并在外力的作用下，使纤维环破裂、髓核突出，刺激或压迫神经根、马尾神经或脊髓而引起的以腰痛及下肢放射痛为主要症状的疾病。在其病变过程中，发生、发展、愈后各个不同时期具有不同特点，临床分为急性期、缓解期、康复期，其中急性腰痛临床多以针灸、针刀、灸法等中医外治法为主，在临证诊疗过程中有着独特的规律和应用特点。

二、分期分型

按照腰椎间盘突出症的临床发病特点和实际治疗情况，根据发病治疗时间及病情轻重分为三期。

（1）急性期：发病后 1 周内。表现为腰腿疼痛剧烈，活动受限明显，不能站立、行走、转侧，不能入睡，生活质量受到严重影响。此期主要出现严重的腰部或下肢疼痛、腰椎功能严重受限。"急则治其标"，此期治疗目的是迅速解除腰背部肌肉痉挛，缓解疼痛等症状。总治则：疏经通络、解痉镇痛。

（2）缓解期：发病后 1~2 周。表现为腰腿疼痛、活动受限好转，但仍有痹痛，不耐劳，不能久坐、久站、久行，生活质量受到一定影响。此期治疗可充分发挥中医康复综合疗法的优势，以整体观念和辨证论治思想为指导，发挥经络系统的调整作用和中医推拿、针灸、中药的补泻作用，标本兼治。本期以中医推拿、中药、牵引为主，配合其他辅助治疗 1~2 项。总治则：舒筋通络、缓急止痛、整脊调衡。

（3）康复期：发病 2 周后。表现为腰腿疼痛症状基本消失，但有腰腿乏力，久站、久坐、久行受限得到进一步改善，可从事基本日常生活工作，生活质量得以控制。

三、外治法特色治疗方案

（一）急性期应急措施

（1）绝对卧硬板床休息，床边持续牵引，重量 20~40kg，根据患者体重及耐受情况调整，持续牵引 0.5~1 小时 / 次，3~4 次 / 天，注意调整好牵引角度，以腰痛及下肢放射痛减轻为最佳。

（2）点按后溪、昆仑、太溪、环跳，强刺激量，每穴约 0.5 分钟，1~2 次 / 天。（图 4-1-1~ 图 4-1-4）

（3）腕踝针：取下 5、6，留针 24 小时，通络镇痛。

（4）耳针：取坐骨神经点。（图 4-1-5）

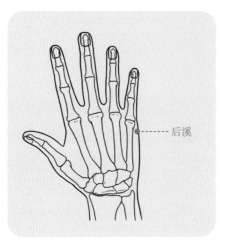

图 4-1-1　后溪

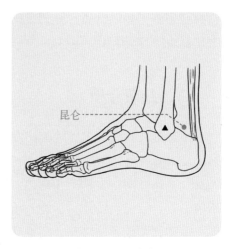

图 4-1-2　昆仑

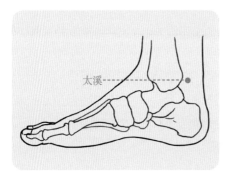

图 4-1-3　太溪

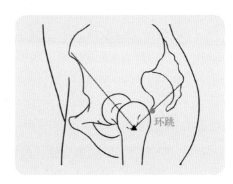

图 4-1-4　环跳

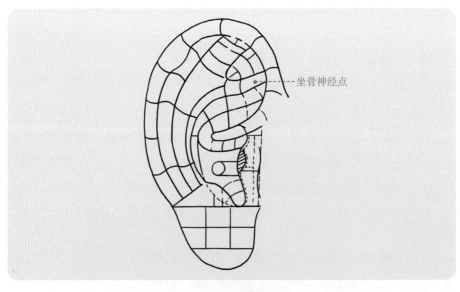

图 4-1-5　坐骨神经点

（二）针刺治疗

1. 选穴方案

［取穴］以远端穴位为主，泻法强刺激，应根据疼痛部位及压痛点所属经络分别选用相应经络的远端腧穴。如腰痛穴、后溪穴、人中（水沟）、委中、外关。

针灸治疗急性腰痛或慢性腰痛急性发作有较好的临床疗效，其治疗特点为取穴少，疗效特点为起效快，能明显缓解疼痛，从而改善腰部关节活动度。现代实验研究也证实，对于急性腰痛和慢性腰痛急性发作，针刺远端穴位，尤其是强刺激能产生较好的镇痛效果。

2. 操作要点

（1）急性腰痛和慢性腰痛急性发作，疼痛以脊柱正中为主者，属于督脉病变。

［取穴］人中（水沟）或后溪。（图4-1-6、图4-1-7）

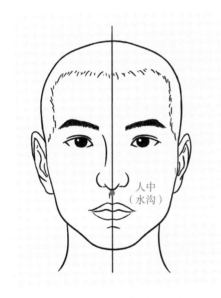

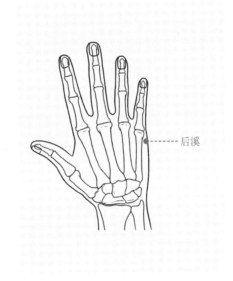

图4-1-6 人中（水沟）　　　　　　图4-1-7 后溪

［操作方法］患者取坐位，穴位常规消毒后，用长0.5寸（15mm）无菌毫针以45°角向上斜刺入人中（水沟）穴，深度0.4寸（10mm）；或嘱患者微握拳，用1.5寸（40mm）长毫针针尖对准合谷方向直刺入后溪穴25mm左右，行捻转泻法，强刺激至患者鼻根或手掌胀麻难忍时，嘱患者配

合运动疗法。留针 30 分钟，每 10 分钟行针 1 次，运动 1 次。

（2）急性腰痛和慢性腰痛急性发作，疼痛以腰部两侧近脊柱 3 寸以内为主者，属于太阳经病变。

［取穴］委中（图 4-1-8）

［操作方法］患者取卧位，穴位常规消毒后，以毫针直刺 1~1.5 寸（25~40mm），得气后行提插捻转泻法，强刺激，双侧各反复行针 1 分钟后，留针 20 分钟，期间可行针 2~4 次。

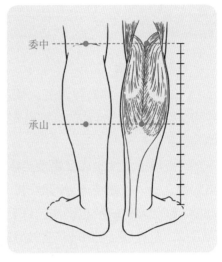

图 4-1-8　委中、承山

（3）急性腰痛和慢性腰痛急性发作，疼痛以腰部两侧距脊柱 3 寸以外为主者，属于少阳经病变。

［取穴］外关（图 4-1-9）

［操作方法］患者取站立位，穴位常规消毒后，以 28 号（直径 0.35mm）不锈钢毫针直刺 1~1.5 寸（25~40mm），得气后行提插捻转泻法，强刺激，各反复行针 1 分钟后，留针 20 分钟，期间可行针 2~4 次。

（4）急性腰痛和慢性腰痛急性发作，均可选取腰痛穴，泻法治疗。

［取穴］腰痛穴，单侧腰痛取患侧，双侧腰痛取双侧。（图 4-1-10）

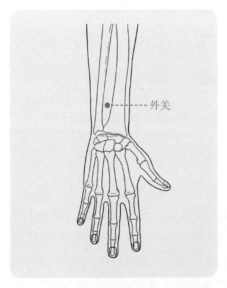

图 4-1-9　外关

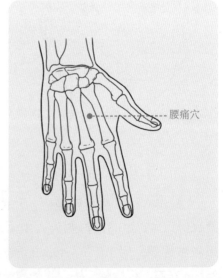

图 4-1-10　腰痛穴

［操作方法］选用 28 号 1 寸或 1.5 寸（0.35mm × 25mm 或 40mm）毫针直刺腰痛穴，进针后施以中强度刺激，轻轻捻转，手法为泻法，局部立即产生较强的胀、麻、酸、困感，并向腰部传导，得气后嘱患者配合运动疗法，留针 30~40 分钟，每 10 分钟行针 1 次。

（三）运动疗法

针灸治疗急性腰痛和慢性腰痛急性发作，应在毫针刺法的基础上配合运动针法，意在调动患者自身治疗疾病的能力。急性腰扭伤多因体位变化或腰部用力不当和外力的作用使一侧腰肌痉挛疼痛为主，导致腰部功能障碍，活动受限。针刺可使患处痛阈升高，疼痛减轻，腰部活动范围增大。此时活动患处，有助于缓解患侧腰肌痉挛；反复活动患处，有助于双侧腰肌恢复平衡，功能改善。

［操作方法］针刺得气后，嘱患者前俯、后仰、左右转侧、弯腰下蹲、踏步走动、挺腰、旋腰等，活动范围由小到大。

（四）辅助治疗

急性腰痛和慢性腰痛急性发作，可在毫针刺法的基础上，辅以电针、TDP 照射治疗，可加强局部的消炎、镇痛作用。

［取穴］后溪（图 4-1-11）

［操作方法］针刺得气后，接电针，选连续波，频率 40Hz，电流强度 2mA，持续时间为 20 分钟。也可在腰部痛处加 TDP 照射 20 分钟，以皮肤潮红为度。

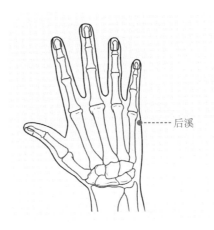

图 4-1-11　后溪

（五）刺络拔罐治疗

1. 选穴方案

委中或局部痛点。（图4-1-12）

2. 操作要点

患者俯卧位，点刺前常规消毒。点刺时押手拇、示、中三指捏紧被刺部位或穴位，刺手持针，迅速刺入，至微出血为度。视所取穴位表面积大小，采用合适的火罐，用闪火法在被三棱针点刺后的穴位处拔罐。每罐留置时间5~10分钟，以拔罐后皮肤表面呈暗紫红色为宜。

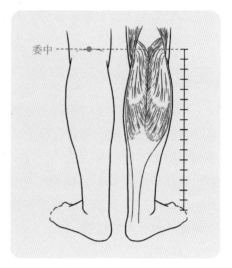

图4-1-12　委中

（六）耳针治疗

1. 选穴方案

神门、腰骶椎、坐骨神经、肾、膀胱、肝、脾（图4-1-13）

2. 操作要点

（1）揿针或耳穴贴压法：患者坐位或卧位，充分暴露患侧耳部，常规消毒后，将粘有王不留行籽的医用脱敏肤色胶布，贴压于穴位处，并适度按压。嘱患者每日按压3次，每次3~5分钟。首次按压力度以微痛为度，其后力度以最大耐受度为宜。

（2）耳针法：患者坐位或卧位，充分暴露患侧耳部，常规消毒后，以押手拇指、示指轻提耳郭，刺手用0.5寸（15mm）毫针指切进针，押手

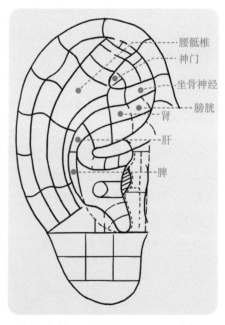

图4-1-13　神门、腰骶椎、坐骨神经、肾、膀胱、肝、脾

注意感受针尖深度，深度以透过耳软骨但不过耳背皮肤为宜，行捻转手法。

（七）热敏灸治疗

1. 选穴方案

在腰痛的热敏化高发区寻找热敏点。

2. 操作要点

针对探查到的每个热敏点，分别依次按照回旋灸、雀啄灸、往返灸、温和灸四步实施灸法操作。具体步骤：先行回旋灸 2 分钟，温热局部气血；继行雀啄灸 1 分钟，加强敏化；再行循经往返灸 2 分钟，激发经气；最后行温和灸发动感传，开通经络。施行温和灸，直至热敏现象消失为 1 次施灸量。完成 1 次治疗的施灸时间因人而异，一般为 10~120 分钟不等，施灸时间以热敏点的热敏现象消失为度。

（八）手法治疗

1. 选穴方案

太冲、中封、三阴交、阴陵泉、涌泉、大钟、太溪（图 4-1-14~ 图 4-1-18）

2. 操作要点

急性期以降低椎间盘内压力，纠正小关节紊乱为原则。推拿方法可采

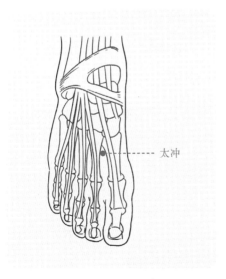

图 4-1-14　太冲

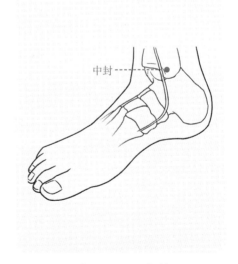

图 4-1-15　中封

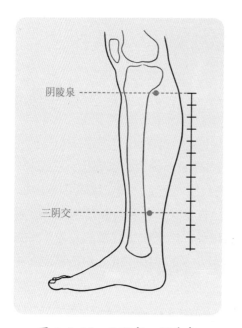

图 4-1-16　三阴交、阴陵泉

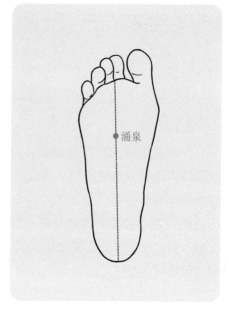

图 4-1-17　涌泉

用轻快的揉、摩、擦、理筋、定位斜
扳、抱膝滚腰等。治疗 1~2 周。待
疼痛缓解后给予推、拿、按、拨、点
穴等较重而深透的手法，并运用坐位
旋腰复位法、定位斜扳法、后伸扳
法、屈髋摇臀法、颤腰法等。治疗
2~4 周。

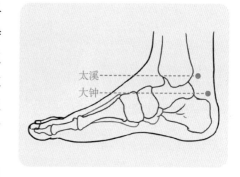

图 4-1-18　大钟、太溪

（1）具体操作：以腰椎改良斜扳
法、俯卧位腰椎交叉按压旋转微调手
法、下肢拔伸下外旋微调。

　　［推按肝经］医者以大拇指循经推按患者太冲穴至中封穴之间的肝经，
共 30 次，力量以患者皮肤出现潮红、微热、酸胀、传导为度。

　　［推按脾经］医者以大拇指循经推按患者三阴交穴至阴陵泉穴之间的脾
经，共 30 次，力量同上。

　　［推按肾经］医者以大拇指点按涌泉穴约 1 分钟，然后循经推按患者大
钟穴至太溪穴之间的肾经，共 30 次，力量同上。

　　（2）注意事项：循经推按时可配合使用按摩膏以防皮肤损伤。急性期
应采用泻法，缓解期采用补法；常以刺激量大的为泻法，刺激量小的为补

法；以顺经络走行方向推按为补法，逆经络走行方向推按为泻法。只选择患侧肝、脾、肾三经。

（3）随证加减

有受寒史，表现腰背疼痛僵硬、沉重，恶寒，舌淡红，苔薄白，脉弦紧。在腰背部行擦法，加强点按命门、肾俞、大肠俞以温经散寒。

有外伤史，表现为腰痛如针刺，痛处固定、拒按，日轻夜重，腰椎活动受限，舌质暗，脉弦涩。点按委中、膈俞、次髎以消络中瘀滞，痛势较剧者亦可用委中刺络放血。

若出现脊髓受压及神经根水肿症状、体征，痛势较剧、痛苦面容，马鞍区麻痹甚至大小便障碍，下肢腱反射减退或消失，则应注意：①严格卧床制动；②手法治疗建议由高年主治医师以上完成，以点穴通络解痉、拔伸减压为主；③无热量或微热量微波治疗 15 分钟，或电脑中频治疗仪治疗20 分钟；④必要时静脉滴注甘露醇、七叶皂苷钠等脱水药物 3~7 天。

第二节　肾虚型腰椎间盘突出症

一、概念

腰椎间盘突出症病机多为本虚标实，以虚为本，尤其是肾虚。如若风、寒、湿、热诸邪，因肾虚而乘客，内外二因，相互影响，闭阻经脉，则会发生腰痛。

二、诊断要点

腰腿疼痛，腰膝酸软无力，遇劳加重，休息疼痛可减。偏阳虚者，面色㿠白，畏寒，手足不温，少气懒言，腰膝发凉；男性可能阳痿、早泄，妇女则带下清稀；舌质淡，脉沉细。偏阴虚者，面色潮红，咽干口渴，心烦失眠，倦怠乏力，多梦；或有遗精，妇女带下色黄味臭；舌红少苔，脉弦细数。

三、治疗难点

肾虚型腰椎间盘突出症病程长，迁延难愈，反复发作，会严重影响患者的生活和工作。目前对于本病治疗手段虽多，但无特异性根治手段。

四、外治法特色治疗方案

（一）针刺治疗

1. 选穴方案

肝俞、肾俞、大肠俞、委中、承山、命门、腰阳关

偏阳虚者加足三里、昆仑，偏阴虚者加三阴交、太溪，以下肢后侧疼痛为主加承山、秩边，以下肢外侧疼痛为主加阳陵泉、环跳。（图4-2-1~图4-2-11）

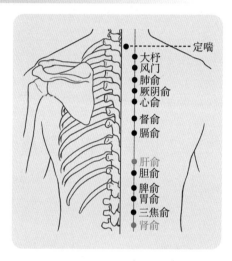

图4-2-1　肝俞、肾俞

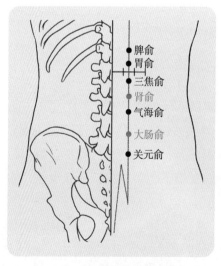

图4-2-2　肾俞、大肠俞

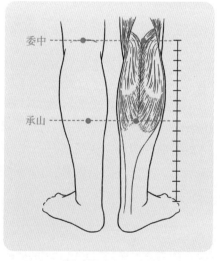

图4-2-3　委中、承山

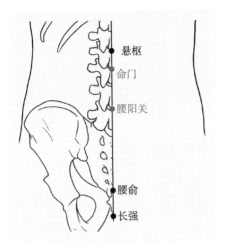

图 4-2-4 命门、腰阳关

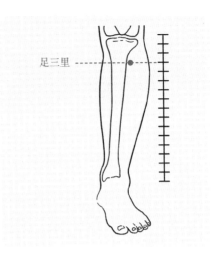

图 4-2-5 足三里

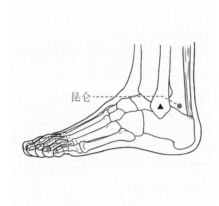

图 4-2-6 昆仑

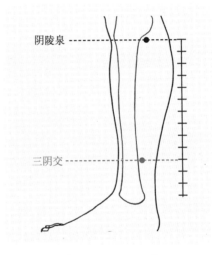

图 4-2-7 三阴交

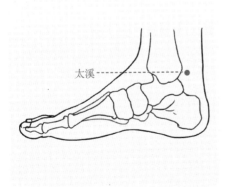

图 4-2-8 太溪

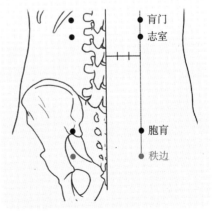

图 4-2-9 秩边

99

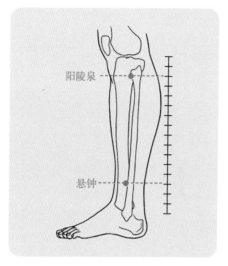

图 4-2-10　阳陵泉、悬钟

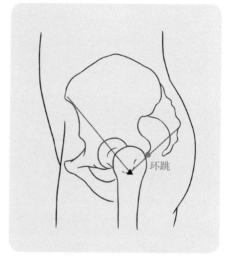

图 4-2-11　环跳

2. 操作要点

［针具］一次性针灸针 0.25mm×40mm，0.30mm×75mm。

［操作方法］患者取俯卧位，充分暴露施术部位，选择双侧肾俞、大肠俞行青龙摆尾法结合补法。在患者呼气时向下斜 45° 进针，针刺 0.8~1 寸，至患者产生酸、麻、胀、重等得气感，提针到穴位天部，按倒针柄，针尖指向病所（患者疼痛部位），手执针柄，维持针体不进不退，缓慢左右摇摆针柄，摆动的角度以 45° 为标准，往返摆针如扶船舵之状，左右来回为 1 次，共行针 9 次。操作时应频率慢，动作轻柔，使针刺感应缓缓向患处扩散，行针结束后留针。

环跳穴直刺 2.5~3 寸，以患者自觉有麻电感向下肢放射为宜；秩边穴直刺 2~3 寸，委中穴、阳陵泉穴直刺 1~1.5 寸，承山穴直刺 1.5~2 寸，太溪穴直刺 0.5~0.8 寸，均以患者产生酸、麻、胀、重等得气感为度，针刺得气后采用平补平泻法。所有穴位操作完毕后，留针 20 分钟。吸气出针，出针后迅速按闭针孔。

（二）推拿治疗

1. 选穴方案

环跳、秩边、承扶、阳陵泉、委中、肾俞、大肠俞（图 4-2-12~ 图 4-2-17）

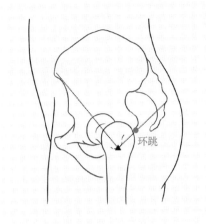

图 4-2-12　环跳

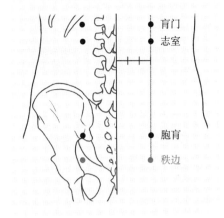

图 4-2-13　秩边

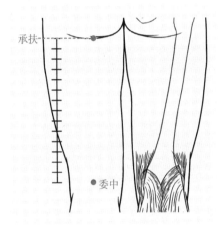

图 4-2-14　承扶、委中

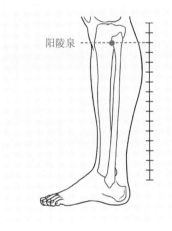

图 4-2-15　阳陵泉

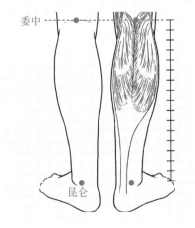

图 4-2-16　委中、昆仑

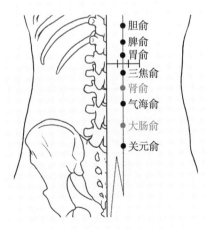

图 4-2-17　肾俞、大肠俞

［配穴］偏阳虚者取肾俞、环跳、足三里、昆仑，并加用掌擦命门穴，腹部掌揉神阙，顺经掌推督脉；偏阴虚者取肝俞、秩边、三阴交、太溪，并加用掌擦八髎穴，腹部掌揉关元，顺经指推任脉。每穴以拇指指腹点按各1分钟。（图4-2-18~图4-2-24）

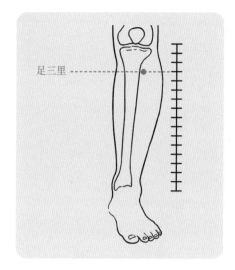

图 4-2-18　足三里

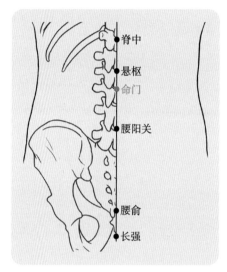

图 4-2-19　命门

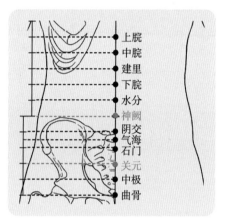

图 4-2-20　神阙、关元

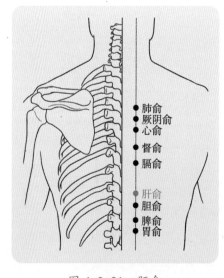

图 4-2-21　肝俞

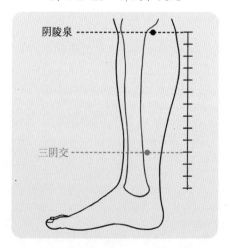

图 4-2-22　三阴交

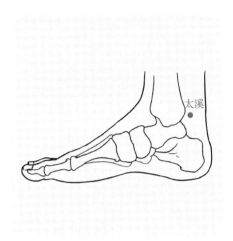

图 4-2-23　太溪

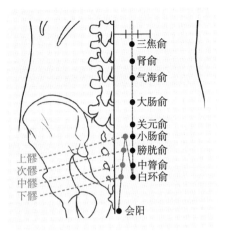

图 4-2-24　八髎
（上髎、次髎、中髎、下髎）

2. 操作要点

（1）急性期

以"通"为主，手法活血舒筋止痛。患者仰卧，以腹部中脘穴为中心，施以掌揉法，顺时针方向 2 分钟，逆时针方向 2 分钟；然后沿两肋弓方向自上而下施以推法 9 次。继则患者俯卧位，在患者腰部竖脊肌和下肢施以轻柔㨰法，在腰部施用㨰法时，先㨰健侧腰部 6 分钟，再㨰患侧 3 分钟；在下肢主要㨰患侧股和小腿后外侧肌群 6 分钟。拇指按揉环跳、秩边、承扶、阳陵泉、委中，其中双拇指叠加按揉环跳、秩边，以上每穴各 1 分钟，以酸胀为度。

（2）缓解期

以"松"为主，手法舒筋活络。患者俯卧位，在患侧腰部竖脊肌和下肢施以㨰法，先㨰健侧腰部 2 分钟，再㨰患侧 3 分钟。在下肢主要㨰患侧股和小腿后外侧肌群 5 分钟；后双手拇指叠加，先弹拨健侧腰部从胸 12 至腰 5 节段的竖脊肌 2 分钟，再弹拨患侧腰部 2 分钟，并辅以弹拨腰部骶棘肌压痛点：患侧环跳、阳陵泉、委中。同时手握患者足趾，向下牵拉患肢，外翻内翻踝关节，以捏、提法向上提拉股四头肌联合腱。

（3）恢复期

以"易骨"手法为主，理筋整复。患者俯卧位，在患侧腰部竖脊肌和下肢施以㨰法，操作方法同缓解期，作用时间 5 分钟。用拇指弹拨患侧腰部竖脊肌 3 分钟，操作方法同缓解期。拇指按揉肾俞、大肠俞、秩边、阳陵泉、委中穴，每穴各半分钟，操作方法同缓解期。患者健侧卧位，健侧下肢伸直，患侧屈髋屈膝，医者行腰椎斜扳法。最后在患侧腰部竖脊肌和下肢运用揉法3分钟，掌推腰部及下肢5次以结束治疗。

（三）雷火灸治疗

1. 选穴方案

环跳、足三里（图4-2-25、图4-2-26）

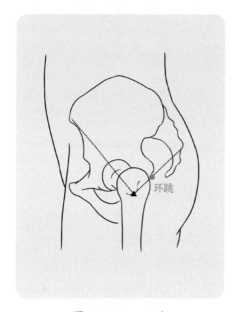

图4-2-25　环跳

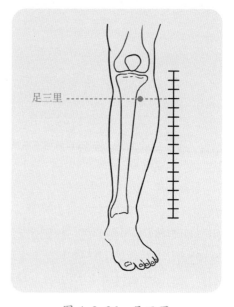

图4-2-26　足三里

2. 操作要点

采用正确的施灸方法，将火头对准环跳穴、足三里穴，注意距离恰当；随时保持红火，注意避免烫伤；灸至皮肤发红，深部组织发热为度。每天治疗1次，每次灸25分钟，14天为1个疗程。

（四）穴位埋线治疗

1. 选穴方案

天枢、中脘、气海、下风湿点、肝俞、肾俞、大肠俞、命门、腰阳关（图4-2-27~图4-2-31）

偏阳虚者加双侧足三里、昆仑，偏阴虚者加双侧三阴交、太溪。（图4-2-32~图4-2-35）

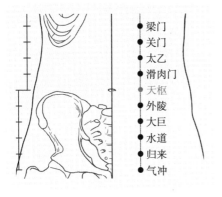

图 4-2-27　天枢

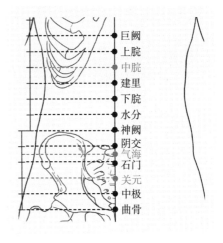

图 4-2-28　中脘、气海、关元

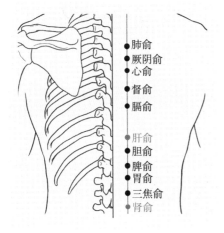

图 4-2-29　肝俞、肾俞

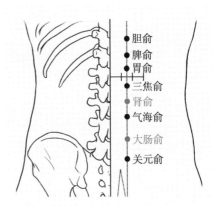

图 4-2-30　肾俞、大肠俞

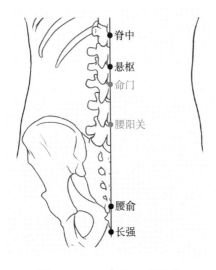

图 4-2-31　命门、腰阳关

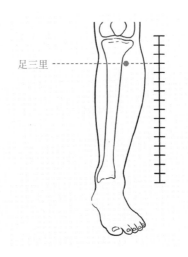

图 4-2-32　足三里

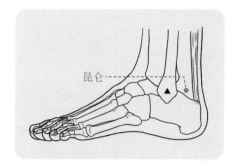

图 4-2-33　昆仑

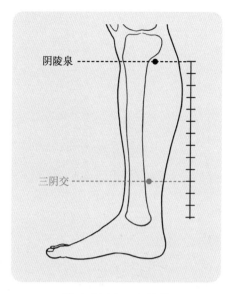

图 4-2-34　三阴交

2. 操作要点

所有操作均严格遵守无菌原则。操作时必须戴一次性口罩、帽子以及一次性无菌乳胶手套。事先将 B40 号羊肠线剪成 1cm 长度，浸泡于 75% 的酒精内备用，穴位常规消毒。镊取一段 1cm 长已浸泡好的羊肠线，放置在穴位埋线针管前端后接针芯，左拇指食指绷紧或捏起进针部位皮肤，右手持针，刺入到所需深度，当出现针感后，边推针芯，边退针管，将羊肠线埋到穴位里。周期为半个月，

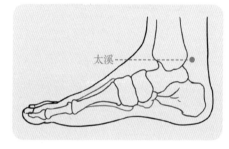

图 4-2-35　太溪

2 次为 1 个疗程，治疗 3 个疗程后进行疗效评价。

（五）仰卧下肢悬吊牵引治疗

1. 操作要点

患者仰卧平躺在四维脊柱牵引仪上，将双下肢牵引带束于双膝关节上下端。调整牵引仪，使患者双下肢伸直并缓慢升起。牵引重量以下肢伸直、臀部抬离牵引床面为宜，髋关节与躯干呈 90° 为标准。牵引时间 20~30 分钟，以患者耐受为宜。每日 2 次，连续治疗 2 周。

2. 注意事项

悬吊牵引时应缓慢升高；悬吊牵引力的支点在腰骶枢纽关节处；牵引时间不易过长、过短，以患者自身耐受为度，适当增加牵引时间；牵引过

程中应密切观察双下肢足背动脉搏动情况；撤除牵引时要匀速、缓慢；牵引结束后应卧床休息 10 分钟。

（六）杵针治疗

1. 选穴方案

患者采取俯卧位，取命门八阵穴、腰阳关八阵穴、河车命强段（命门至长强），配合双侧环跳、承扶、委中、承山等穴。（图 4-2-36~图 4-2-39）

2. 操作要点

（1）操作者直握七曜混元杵针身部位，用针尖接触患者皮肤，在命门八阵上顺着太极运转的方向运转 7 次，形如画圈样运动，从中心到四周，再从四周到中心，反复进行，操作约 3 分钟；腰阳关八阵操作同命门八阵。

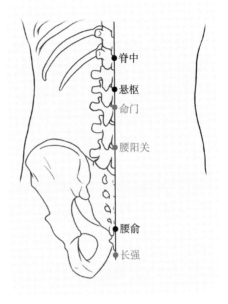

图 4-2-36 命门、腰阳关、长强

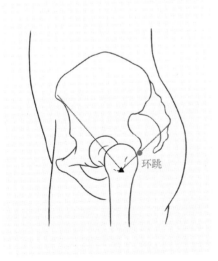

图 4-2-37 环跳

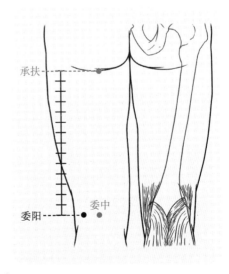

图 4-2-38 承扶、委中

（2）用五星三台杵采取点叩手法在命门穴位与腰阳关穴位处分别点叩49次，操作约3分钟。

（3）取七曜混元杵用针尖在河车路命门至长强段，用升降手法，顺着7条线由下向上循行，每条线各做7次，操作约5分钟。

（4）用金刚杵杵尖在环跳穴处行点叩手法，点叩49次，操作约3分钟，接着采取奎星笔杵柄顺太极运转方向行运转手法7次，操作约1分钟；委中、承扶、昆仑、承山穴的操作手法与环跳穴相同。在治疗时点叩

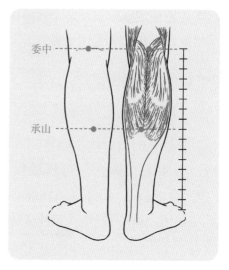

图 4-2-39　委中、承山

手法轻快以腧穴局部皮肤潮红和患者的耐受为宜；升降和运转手法可适当加重，同样以腧穴局部皮肤潮红和患者的耐受为宜，每天1次，每次治疗约30分钟。连续治疗5天为1个疗程，总计4个疗程，疗程之间休息2天。

（七）腹针治疗

1. 选穴方案

［主穴］天枢、水分、气海、水道、关元（图4-2-40、图4-2-41）

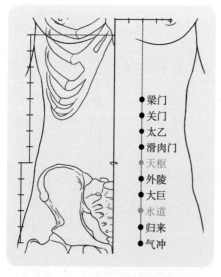

图 4-2-40　天枢、水道

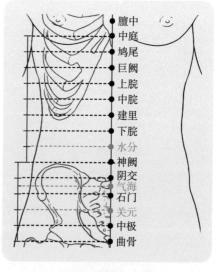

图 4-2-41　水分、气海、关元

［随证加减配穴］伴足太阳经型坐骨神经痛加环跳、阳陵泉、秩边、承扶、殷门、委中、承山、昆仑，伴足少阳胆经型坐骨神经痛加环跳、阳陵泉、风市、膝阳关、阳辅、悬钟、足临泣。（图4-2-42～图4-2-48）

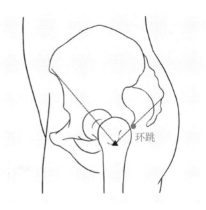

图 4-2-42　环跳

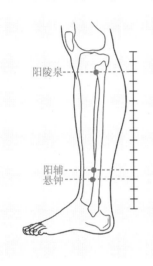

图 4-2-43　阳陵泉、阳辅、悬钟

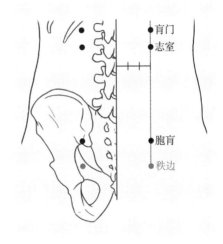

图 4-2-44　秩边

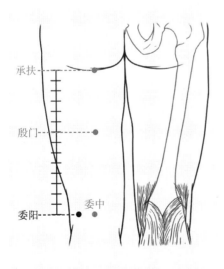

图 4-2-45　承扶、殷门、委中

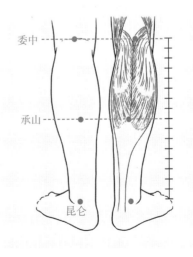

图 4-2-46　委中、承山、昆仑

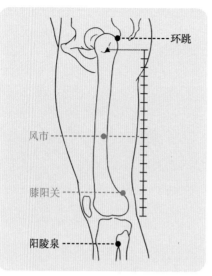

图 4-2-47　风市、膝阳关

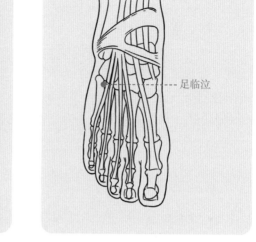

图 4-2-48　足临泣

2. 操作要点

患者仰卧位，天枢选取芒针针刺，速刺不留针。

（1）定位及常规消毒后，一手用芒针快速破皮。

（2）方向：微斜刺进针，针尖向着脊柱的方向。

（3）缓慢捻转进针，到达腹后壁的椎体横突的前缘，到达骨面为度。

（4）针刺后，可做轻微的捻转手法，禁止采用提插手法或强行运针。

（5）出针。

其余腹部穴位常规针刺，速刺不留针。

（八）穴位敷贴治疗

1. 选穴方案

根据子午流注纳支法、俞募配穴法制定取穴方案。

（1）择时开穴复溜穴：施术时，应先贴敷此穴开穴，达到打开天人相应的通道的目的。（图 4-2-49）

（2）俞募配穴：肾俞：肾之背俞穴；京门：肾之募穴；肝俞：肝之背俞穴；期门：肝之募穴；阿是穴。（图 4-2-50~ 图 4-2-52）

2. 操作要点

（1）操作前评估患者皮肤情况，询问过敏史，观察有无皮肤破溃。

（2）协助患者取坐位，用 75% 酒精消毒局部皮肤，酒精过敏者使用生

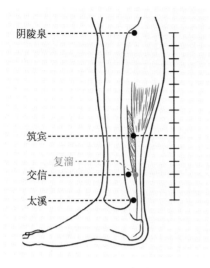

图 4-2-49　复溜

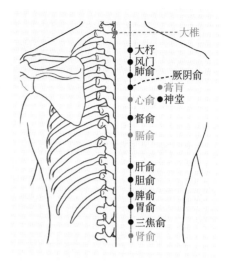

图 4-2-50　大椎、心俞、膈俞、
　　　　　　膏肓、肾俞

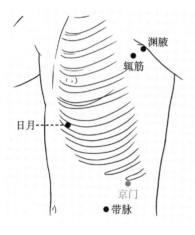

图 4-2-51　京门

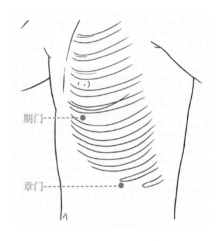

图 4-2-52　期门、章门

理盐水，将制好的穴位敷贴固定于选准的穴位处，双侧敷贴。

（3）操作后协助患者取舒适体位，整理用物，按消毒隔离原则进行终末处理，记录敷贴时间、患者的反应等。贴敷 4~6 小时后取下。

第三节　瘀血型腰椎间盘突出症

一、概念

瘀血型腰椎间盘突出症临床上较为常见，临床主要表现为腰部一侧或双侧有刺痛或胀痛感，痛点固定，夜间、劳累、受凉后症状更为明显，严重者会累及整个腰背部、下肢及其运动功能，甚至还会出现一些脊柱源性相关病，给患者的正常生活和工作带来诸多干扰。

中医认为老年腰腿痛的病因多与跌仆损伤、外邪侵袭等因素有关，这些因素造成气血经络运行不畅，阻滞于经络和脉管中，造成腰府失养，最终引起一系列以腰腿痛为主的临床症状。

二、诊断要点

腰部及腿部胀痛或刺痛，疼痛有固定的地方，夜间疼痛加重，腰部肌肉僵硬，活动受限，休息后疼痛不缓解。舌质紫暗，或有瘀斑，舌苔薄白或薄黄，脉弦紧或涩。

三、治疗难点

（一）病因多，病机驳杂

西医学中，能引起腰痛的病因有很多，包括脊柱病变、软组织病变、内脏病变、血管病变、神经病变、心理疾病以及强直性脊柱炎或骨质疏松等诸多因素，其中脊柱病变又包括腰椎退行性变、腰椎间盘突出、椎间盘源性、椎间关节源性、脊柱肿瘤、脊柱先天性畸形等。其中腰椎间盘突出占绝大部分（62.83%），其次是腰椎退行性变（19.46%），临床中腰痛的病因以前两者居多，脊柱病变中腰椎的退变可能引起腰椎小关节的退变、椎体的滑移和动力性不稳，因此腰椎及其周围组织生物力学的改变也与腰痛密切相关。除此之外，腰椎间盘的病变也是引发慢性腰痛的主要原因，而突出腰椎间盘造成的神经组织受到卡压，和其突出的组织产生的化学刺激是腰痛产生的常见病因，软组织病变中无菌性炎性反应也是腰痛的常见病因。因急性或慢性累积性损伤，在肌肉、肌腱、韧带等附着处发生一系列病理变化：炎症渗出、肿胀、充血，进而髓核产生大量炎性因子或髓核遗漏，刺激疼痛感受器产生疼痛，形成致痛物质的堆积，静脉回流受到阻碍，组织循环缺血缺氧，会造成局部"瘀血肿胀"。"瘀血肿胀"内所形成的压力，现代生物力学称之为"张力"，其在人体反复受损与自我修复过程中，受损组织增生、粘连、变性、挛缩形成"结节""条索状"等病理变化，局部经过的脊神经后支受到刺激或压迫则会引起一系列腰痛。

（二）病程长，易复发

瘀血型腰椎间盘突出症最为常见，疼痛较为剧烈，刺痛，疼痛可定位，腰部僵硬，活动艰难，有明确外伤史。该病具有病程长、易复发等特点，患者主要表现为腰部一侧或两侧、骶部和背腰胀痛、刺痛或酸痛，严重影响了患者的生存质量。目前，西医主要通过手术治疗和药物治疗 2 种方式对腰痛患者进行治疗，临床对于腰痛病的治疗多是给予非甾体类抗炎药物。非甾体类抗炎药物主要是对环氧化酶活性进行一定程度抑制，从而降低参与炎症反应的前列腺素 E 生成，以达到控制炎症、缓解疼痛的目的。该方法具有一定止痛作用，但长期应用，不良反应不可避免，且停药后复发率较高。外科手术治疗效果显著，但手术创伤较大，术后恢复时间长，患者往往不能接受。在此基础上，不良反应及创伤较小，效果明显的中医治疗被提出并应用。

四、外治法特色治疗方案

（一）针刺治疗

1. 选穴方案

肾俞、大肠俞、委中、膈俞、夹脊、阿是穴（图 4-3-1~ 图 4-3-4）

2. 操作要点

（1）针刺夹脊穴：患者取俯卧位，对穴位皮肤进行常规消毒，取 0.4mm×62mm 规格套管针，针尖朝向同侧水平位椎体椎板缓慢刺入腰椎间盘突出病变节段相对应的夹脊穴（双侧），进针深度以 1.5~2.0 寸为宜，当针刺入上述穴位时会有滞针感，即"抓针"现象。在穴位进行提拉捻转手

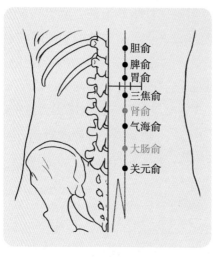

图 4-3-1　肾俞、大肠俞

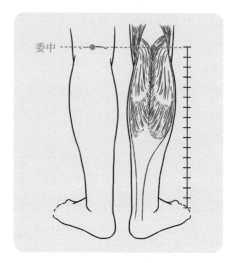

图 4-3-2　委中

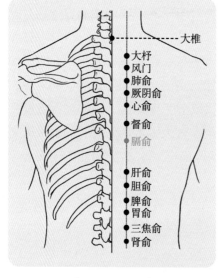

图 4-3-3　膈俞

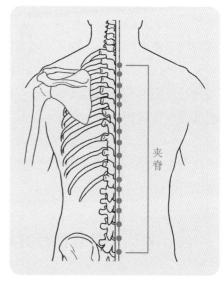

图 4-3-4　夹脊

法，行针直至肌肉滞针感减弱，出针。

（2）斜刺膈俞穴：同样采用套管针斜刺 0.5～0.8 寸。其余穴位根据其位置选择其针刺深度。

（3）针刺其他肌肉：根据患者病情情况，检查其臀部是否有肌肉紧张短缩的情况，可以直刺患者患侧的臀大肌、臀中肌以及梨状肌 2～2.5 寸；下肢有症状者可按上述方法针刺针刺患肢股二头肌、半腱肌和髂胫束中段以及腓肠肌敏感点等。以上手法均以反复提拉捻转使患者自觉所针之处酸胀得气、能耐受为度。

（二）岐黄针疗法

1.选穴方案

［主穴］脾俞、气海俞、次髎（图 4-3-5）

［随证加减配穴］棘突上疼痛取阿是穴；臀区外 2/3 疼痛加臀痛点，内 1/3 疼痛加秩边；骶部疼痛加次髎；大腿后部麻木或疼痛加承扶或殷门；小腿后部麻木加委中、飞扬；小腿外侧麻木加阳陵泉。（图 4-3-6~图 4-3-9）

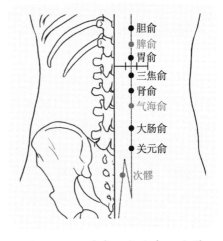

图 4-3-5 脾俞、气海俞、次髎

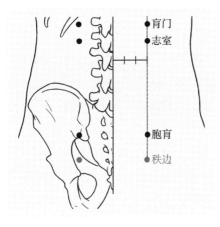

图 4-3-6 秩边

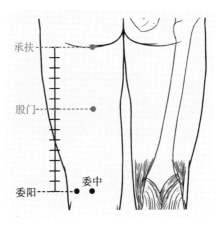

图 4-3-7 承扶、殷门

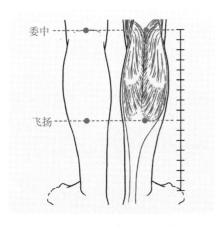

图 4-3-8 委中、飞扬

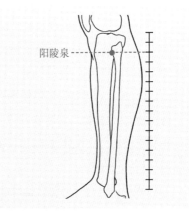

图 4-3-9 阳陵泉

2. 操作要点

（1）针具特点

［圆弧形针尖］设计方面参考了大针、长针、员利针及毫针的特征，圆弧形的针尖设计，优势体现在安全性和刺痛感应两个方面。传统的针灸针在针刺施术的过程中，如果手法不熟练，或者对解剖知识掌握不够全面，会出现血管损伤的可能。如提插捻转时，在针刺到血管后，很难发现，所以容易出现刺中血管的反复损伤，出现局部血肿或青紫。而岐黄针极少会出现血肿等情况，这可能与圆弧形的针尖在按触到血管表面时，血管的平滑肌受到刺激后会有一定程度的收缩，从而避开针尖刺入血管有关。因此，其安全性方面要优于实心针具。同时由于其针尖圆而且利，针体具有一定的硬度，进针操作时借助于飞针手法可快速刺入穴位皮肤，较少有尖锐针所具有的明显的刺痛感，所以更易被患者接受。

［中空针身］临床中经过反复验证对比发现，岐黄针中空的针身设计可以增强针的硬度，方便针体刺入穴位一定深度并进行手法操作，如《黄帝内经》"五刺法"里面的合谷刺、关刺及输刺等，操作时能有足够的硬度，可以较好地将针刺过程的刺激强度向远处传导。岐黄针的针口创伤小，仅相当于传统的针灸针，疗效迅速，取穴更少，每次仅 2~4 个穴位，无不良反应，且针身细小，对局部皮肤创伤小，进针时疼痛感不明显，患者容易接受治疗。

（2）具体操作

根据局部软组织厚度选用 1.5~2 寸岐黄针。①脾俞：患者取俯卧位，局部常规消毒；医者刺手持针，飞针快速刺入皮下，向下、向内斜刺 0.5~0.8 寸，得气后轻摇针柄；稍退出针，沿人体纵轴上下以 30° 行合谷刺，得气后出针；以无菌干棉球按压针孔 30 秒。②气海俞：患者取俯卧位，局部常规消毒；医者刺手持针，飞针快速刺入皮下，针刺深度 0.8~1.2 寸，患者觉酸胀感后轻摇针柄；稍退出针，沿人体纵轴上下以 30° 行合谷刺，得气后出针；以无菌干棉球按压针孔 30 秒。③次髎：患者取俯卧位，局部常规消毒；医者刺手持针，飞针快速刺入皮下，直刺 0.8~1.2 寸，得气后轻摇针柄；稍退出针，沿人体纵轴上下以 30° 行合谷刺，得气后出针；以无菌干棉球按压针孔 30 秒。

每次根据患者实际情况选择 1~2 个穴，一般不超过 3 个穴位。

（三）热敏灸疗法

1. 选穴方案

对穴位热敏高发部位腰俞、命门、至阳、关元俞、腰部压痛点、委中、承扶、阳陵泉、昆仑等穴区进行穴位热敏探查，标记热敏穴位。（图 4-3-10~ 图 4-3-15）

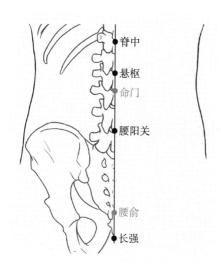

图 4-3-10 腰俞、命门

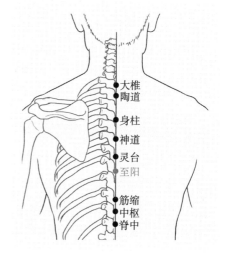

图 4-3-11 至阳

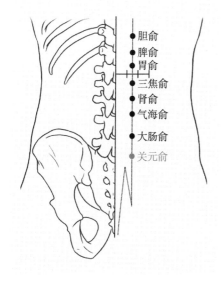

图 4-3-12 关元俞

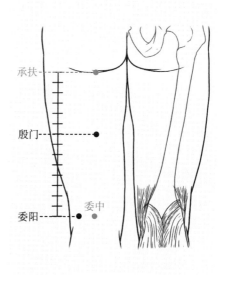

图 4-3-13 委中、承扶

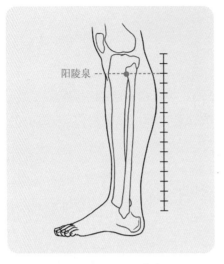

图 4-3-14 阳陵泉

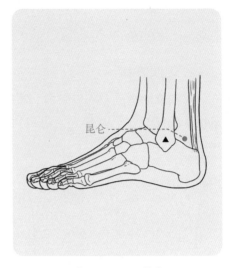

图 4-3-15 昆仑

2. 操作要点

（1）腰俞、命门、至阳穴循经往返灸和接力灸，振奋督脉阳气，可觉热感沿背腰骶部督脉传导，灸至热敏灸感消失。

（2）腰部压痛点单点温和灸，自觉热感透向深部至其腹腔或向四周扩散，或自觉局部有紧、压、酸、胀、痛感，或向下肢传导，灸至热敏灸感消失。

（3）关元俞穴患侧单点温和灸，自觉热感透向深部并向四周扩散，或有紧、压、酸胀、痛感或热感沿下肢传导，部分的感传可直接到达脚跟部。如感传不能传至脚跟部，可再取一支点燃的艾条分别放置于承扶、委中、阳陵泉、昆仑穴进行温和灸，依次接力使感传到达脚跟部；最后将两支艾条分别固定于昆仑和关元俞穴进行温和灸，灸至热敏灸感消失。

（四）员利针治疗

1. 选穴方案

a 点为突出椎间盘上下两棘突的中点；b 点为突出椎间盘上下两棘突的中点旁开 3~3.5cm（患侧）；c 点为环跳；d 点为居髎；e 点为委中；f 点为承山。（图 4-3-16、图 4-3-17）

2. 操作要点

常规消毒后，取中号员利针，在以上各点进针后行合谷刺。a 点进针约 1cm，然后退至皮下，再向左右方向 45° 角各斜刺约 1cm，即可起针；

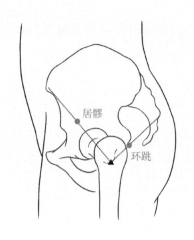
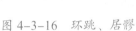

图 4-3-16 环跳、居髎

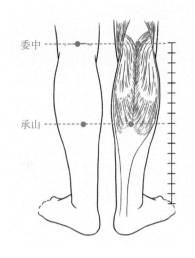

图 4-3-17 委中、承山

b 点进针约 5~6cm，然后沿上下方向 45° 角行合谷刺，深度 5~6cm，患者出现酸胀感觉即可起针；c 点环跳取侧卧位进针 5~7cm，先向梨状肌垂直针刺一针，出现酸麻胀感后，将针退至皮下，向梨状肌起止点方向行扇形合谷刺后出针；d 点居髎同样取侧卧位进针 2~3cm 行合谷刺，扇形面与髂前上棘与股骨大转子最凸点连线平行；e 点委中取俯卧位进针，先垂直进针2~3cm，然后退至皮下，向委中穴的上下左右 45° 角各斜刺一针，出现针感后出针；f 点承山，沿小腿纵轴行扇形合谷刺后出针。

在采用员利针治疗时，a 点、b 点要注意进针深度，避免刺入椎管内及腹腔内。另外针刺的扇形面和角度也是疗效取得的关键。b、c、d、f 四点的扇形面均与肌肉走行方向一致，这样针刺后可以迅速松解肌肉筋膜的条索、结节。

（五）刺血拔罐治疗

1. 选穴方案

a 点为委中穴区；b 点为环跳穴区；c 点为突出椎间盘上下两棘突的中点旁开 3~5cm 区域（患侧）；d 点为金林穴区（患侧，位于第 4、第 5、第 6 胸椎旁开 6 寸处，为董氏奇穴）。（图 4-3-18、图 4-3-19）

2. 操作要点

常规消毒后，取一次性 8 号注射针头在所选取区域行散刺法放血，每

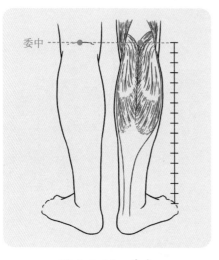

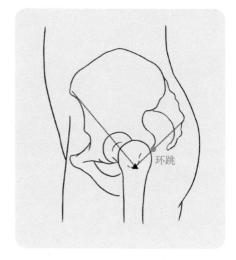

图 4-3-18　委中　　　　　　　　图 4-3-19　环跳

个穴区刺 10 余针，动作要快；然后在其上拔罐，留罐 10 分钟后起罐，擦净血迹，再次行皮肤消毒。

委中穴上下左右均针刺效果会更好，要注意放血是一个区域，而不要拘泥于一个点；特别要注意寻找放血区域内有无青筋、暗影，在这些青筋、暗影上放血效果会更好。另外，放血时针刺的动作要快，尽量减轻患者的疼痛感。

（六）薄氏腹针治疗

1. 选穴方案

中脘、关元、外陵（患侧）、大横、下风湿点（外陵穴下 0.5 寸、外 0.5 寸）（图 4-3-20~ 图 4-3-22）

2. 操作要点

腹针补泻手法依据刺激强弱而定，弱刺激为补，强刺激为泻；根据病程长短而决定针刺深浅，病程短者浅刺，病程长者深刺。

［操作］皮肤常规消毒后，选用 0.35mm × 75mm 一次性针灸针，直刺 40~60mm，采用捻转补泻手法，补中

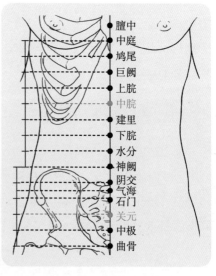

图 4-3-20　中脘、关元

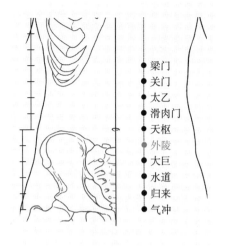

图 4-3-21　外陵

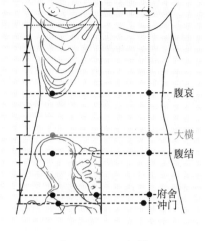

图 4-3-22　大横

脘、关元，泻外陵（患侧）、下风湿点，大横平补平泻。

（七）胡氏腹部推拿疗法

1. 选穴方案

气海、关元、中脘、神阙、巨阙（图 4-3-23）

2. 操作要点

具体操作分为按腹、揉腹、运腹、推腹 4 个部分。

掌按气海、关元，以患者腹部、腰部、会阴部及双下肢出现酸、麻、微热、胀感视为得气，之后，随患者吸气动作徐徐上提，治疗 5 分钟；双掌揉中脘穴，以顺时针方向旋转揉动，频率为 20~30 周 / 分钟，治疗 5 分钟；掌运神阙穴，操作 8 次，治疗时间约 2 分钟；拇指指腹推任脉，从

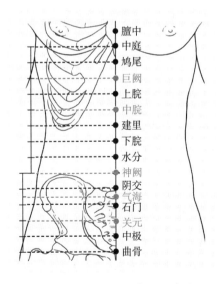

图 4-3-23　气海、关元、中脘、
神阙、巨阙

巨阙穴推至神阙穴，随患者呼气动作实施推腹，在患者吸气时，医者将手收回原位，双手拇指交替操作 36 次，治疗 5 分钟。

（八）温针灸拿治疗

1. 选穴方案

患处阿是穴、委中、大肠俞、肾俞、秩边、腰阳关、血海、足三里、阴陵泉（图4-3-24～图4-3-30）

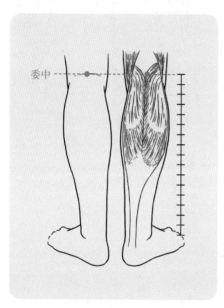

图 4-3-24　委中

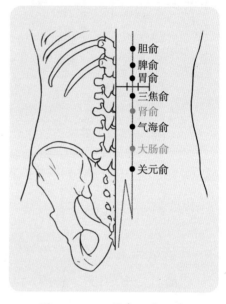

图 4-3-25　肾俞、大肠俞

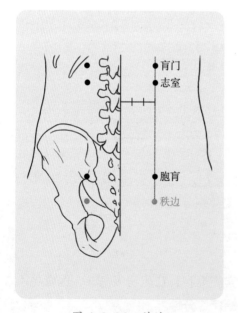

图 4-3-26　秩边

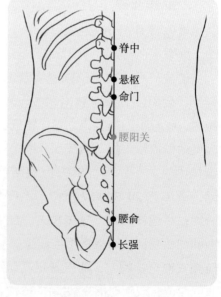

图 4-3-27　腰阳关

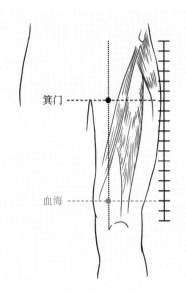

图 4-3-28 血海

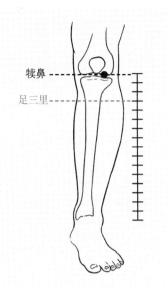

图 4-3-29 足三里

2. 操作要点

准备截成 1.5cm 长小段的艾条若干段，以及 0.3mm×40mm 毫针。患者取俯卧位，对诸穴行常规消毒，进针 1~2 寸，得气后，进行大幅度提插捻转，强刺激 10~15 秒，将艾段放置在针柄尾端点燃；待艾段燃尽，将凡士林涂抹于周围皮肤，避免艾条上火星溅落烫伤皮肤，小心将灰烬取下。温针灸后行捻转提插术，先补后泻法，留针 10~15 分钟，行针 4~5 次，术后将针缓缓提至皮下抽出，并用温棉球对针孔进行消毒。

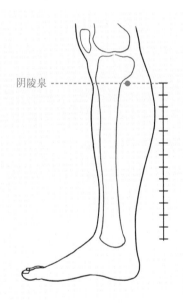

图 4-3-30 阴陵泉

（九）手法推拿治疗

1. 选穴方案

委中、承山、环跳、阳陵泉、昆仑（图 4-3-31~图 4-3-33）

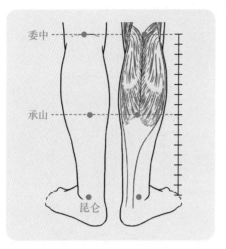

图 4-3-31　委中、承山、昆仑

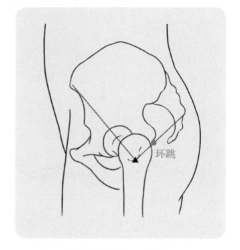

图 4-3-32　环跳

2. 操作要点

采取松解类、整复类手法。使用点法、推法、掌揉法放松局部肌肉群，用双手拇指对腰部进行揉拨。腰骶部采取撩按法，对委中穴、承山穴、环跳穴进行点按，拿阳陵泉、昆仑；腰部叠按，并予以腰椎斜扳法、股神经牵拉法、俯卧拔伸法等。

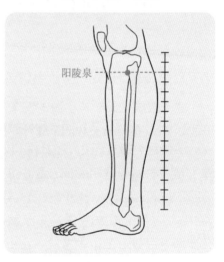

图 4-3-33　阳陵泉

（十）筋针疗法

1. 选穴方案

根据腰背部疼痛的部位，遵循"以痛为腧"的取穴原则。使用拇指按压患者的患侧或两侧腰部肌肉处横突、棘突和髂嵴肌肉韧带附着点，以及竖脊肌、臀中肌、梨状肌肌肉起止点等，寻找压痛点、筋结点即为筋穴，循足太阳经筋走向选取 3~5 个点，并做好标记。

2. 操作要点

（1）体位：患者取俯卧位。

（2）操作前准备：操作者严格清洗消毒双手，患者充分暴露需针刺部位，对上述筋穴常规消毒。

（3）筋针针刺：持规格为 0.40mm × 35mm 针具单手进针，快速顺肌纤维的方向沿皮下浅刺，即向上、下或向棘突方向纵刺或横刺 25~35mm，以患者耐受为度，如疼痛无减轻则改变针刺方向，直至痛减为止。

（4）固定针柄及主动活动：用一次性无菌输液贴固定针柄以防针具脱落，然后嘱患者主动活动腰部；如产生刺痛感，立即调整针尖方向。

（5）出针：带针活动 30 分钟后，拔针，按压针孔防止出血，并贴上输液贴以防感染。

（十一）穴位埋线治疗

1. 选穴方案

膈俞、肝俞、肾俞、大肠俞、腰眼、气海、关元、血海、足三里（图 4-3-34~ 图 4-3-48）

2. 操作要点

常规消毒皮肤，左手拇指、食指绷紧或捏起进针部位皮肤，右手握住已穿好胶原蛋白线的穴位埋线针，根

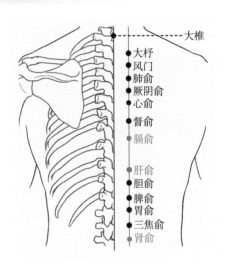

图 4-3-34　膈俞、肝俞、肾俞

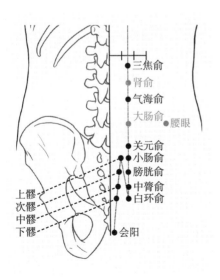

图 4-3-35　肾俞、大肠俞、腰眼

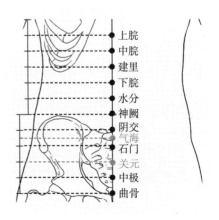

图 4-3-36　气海、关元

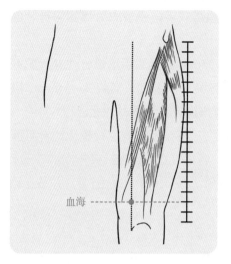

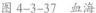

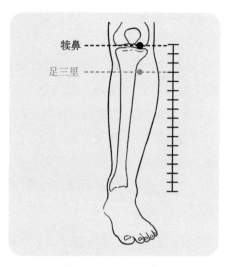

图 4-3-37　血海　　　　　　　　　　图 4-3-38　足三里

据皮下脂肪情况选取进针深度，将胶原蛋白线埋入穴位；将针退出，放松皮肤，胶原蛋白线自然埋入皮肤组织。4~5 天 1 次。

（十二）银质针治疗

1. 具体操作

患者取俯卧位，深呼吸放松，然后根据其体型选择合适长度银针进行导热治疗。对腰背皮肤消毒，进针点先选择在腰部髂后上棘内侧缘与后 1/3 肌附着处，以 1.2~1.5cm 间距，分别沿着骨盆、髂脊呈圆弧形布 6~7 针；再以 1.2~1.8cm 间距，在腰 3~ 骶 1 棘突旁椎板处及骶骨背面沿棘突旁 1.5cm 左右呈直线形布针 5~6 针；再于腰 2~4 横突处进针 2 针。进针方式采用垂直进针，布针完成后采用 1.0cm 长艾炷放置于银针针柄上，点燃艾炷加热导热。注意艾灸时皮肤上应采用纸垫隔开，避免烫伤。艾灸时间 30 分钟，完成后拔除银针并消毒。

（十三）穴位注射治疗

1. 选穴方案

腰阳关、肾俞、委中、次髎（图 4-3-39~ 图 4-3-41）

2. 操作要点

应用丹红注射液进行中药穴位注射治疗。穴位常规消毒，使用 10ml 无

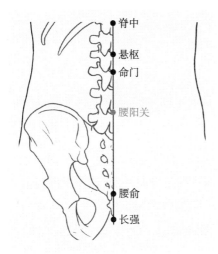

图 4-3-39 腰阳关

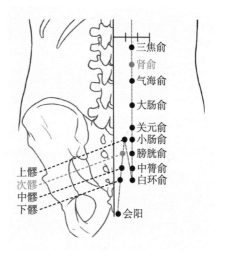

图 4-3-40 肾俞、次髎

菌注射器抽取药物后垂直穴位刺入 2.5cm，进针得气，回抽无血后注入药物 2ml，抽针后用棉球压迫止血。依次在所选穴位进行针刺注射。2 天重复 1 次，10 天为 1 个疗程。

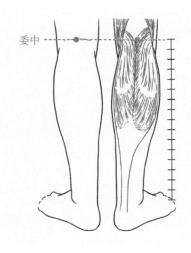

图 4-3-41 委中

（十四）中药熏蒸治疗

1. 选穴方案

肾俞（图 4-3-40）

2. 操作要点

将艾叶、细辛、独活、红花、伸筋草、乳香、没药、土鳖虫、骨碎补、川续断、川乌、威灵仙、丹皮、透骨草、牛膝配好后放入药袋中，加水 4L 左右，采用中药熏蒸机熏蒸，功率设置为 220W。患者取仰位或卧位，暴露腰部疼痛位置，调整为舒适的温度后每天熏蒸 30 分钟。

（十五）浮针疗法

1. 选穴方案

寻找腰部触痛点，多位于腰 1~腰 5 及骶 1 椎体棘突旁或棘突间，触诊可有局部肌肉疼痛及酸胀感或疼痛。

2. 操作要点

患者采取俯卧位，将枕头垫置于胸下。在腰部触诊痛点正下方或侧方3~5cm 处进针；采用外科消毒方式消毒。使用浮针进针器进针，针尖与皮肤成 15~30° 斜角进针，力度适中刺入，速度略快，通常进针深度在 5mm左右为佳，进针要做到稳、准、快。进针时医生可以用左手拇指、食指与中指将进针部位表层局部肌肉皮肤提起。运针时用右手拇指食指捏住针座，将针头沿着皮下浅筋膜层痛点方向缓慢推进扫散。每个进针点扫散 2 分钟，操作后不留针，干棉球按压局部后用一次性医用无菌输液贴贴敷。

第四节　寒湿型腰椎间盘突出症

一、概念

寒湿型腰椎间盘突出症是因素体肾阳虚衰，加上腰部受到外邪入侵，或因过度劳累导致损伤，进而脉络痹阻，影响气血运行，腰府失养，而致腰痛。寒湿型腰椎间盘突出症在临床中以中老年人多见，以腰部疼痛、活动受限为主要表现，常因患者久居寒冷、潮湿之处，或者夏天贪凉过度，或者受风淋雨，或者劳作汗出当风、衣裹冷湿等导致风寒湿邪气侵袭机体，客于腰背部，腰部经脉受阻，经气不利，气血运行不畅，不通则痛。临床以腰部冷痛重着，转侧不利，逐渐加重，每遇阴雨天或感寒后加剧，痛处喜温，得热则减为该证型的主要特征。以温经散寒为主的中医外治疗法治疗寒湿型腰椎间盘突出症的具体方式较多。

二、诊断要点

腰部冷痛，遇寒加重，痛处喜温，得热则减，重则转侧不利，静卧痛不减；或腰部冷痛，绵绵不休，手足不温，肢冷面白。舌淡苔白腻，脉沉紧或沉迟。

三、治疗难点

寒、湿皆为阴邪，寒性收引凝滞，侵袭肌肤经络；湿性重浊黏滞，留滞筋骨肌肉，导致腰府气血不通，常导致病情缠绵难愈，给患者的工作和生活带来了极大的痛苦和不便。寒湿型腰椎间盘突出症的治疗以药物治疗、物理治疗为主，虽有一定的改善效果，但单纯的治疗对患者机体整体恢复效果仍有限。目前临床上针对寒湿型腰椎间盘突出症以祛风除湿、宣温经散寒为治疗原则，应用温针灸、艾灸、推拿与药物等方法治疗，虽有一定疗效，但因病情的特殊性常常导致疗效差、病情易反复。

四、外治法特色治疗方案

（一）针刺治疗

1. 选穴方案

［主穴］大肠俞、委中、阿是穴（图 4-4-1、图 4-4-2）

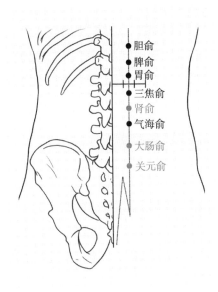

图 4-4-1　大肠俞、肾俞、关元俞

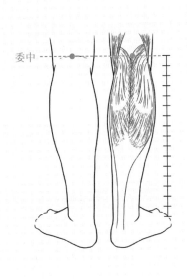

图 4-4-2　委中

[随证加减配穴]寒湿腰痛加腰阳关、肾俞、关元俞、环跳、气海、命门等穴。（图 4-4-1~ 图 4-4-5）

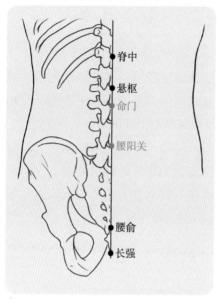

图 4-4-3　腰阳关、命门

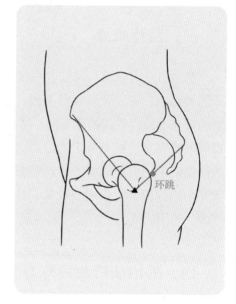

图 4-4-4　环跳

2. 操作要点

患者取俯卧位，经严格消毒后，采用规格为 0.30mm×50mm 的一次性无菌针灸针，选择相应穴位进针，并行提插捻转手法，使之得气。然后采用直径 1.2cm、长 2.0cm 的艾炷，点燃后嵌入穴位针柄上进行艾灸，在治疗中注意艾炷与皮肤的隔离措施，以免烫伤患者。患者大肠俞、腰阳关、阿是穴、肾俞穴每穴灸 3 炷。

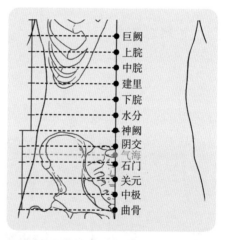

图 4-4-5　气海

（二）葫芦灸治疗

1. 选穴方案

悬枢、命门、腰阳关、腰宜、腰眼（图 4-4-6、图 4-4-7）

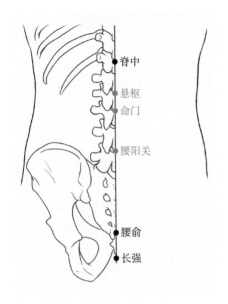

图 4-4-6　悬枢、命门、腰阳关

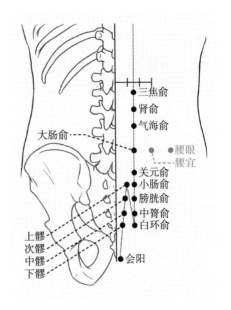

图 4-4-7　腰宜、腰眼

2. 操作要点

葫芦灸器内置艾炷 3~5 壮，长约 3cm。患者取俯卧位，充分暴露腰背部，将葫芦灸器放置于腰部患处腧穴进行灸疗。调节艾炷与皮肤的距离，以 8~10cm 为宜，遮盖好布罩，减少热量散发。每周进行 3 次治疗，治疗时间为每次 30 分钟左右。

葫芦灸疗法是一种温热疗法，其独特的外形结构可以使得艾温循环，以纯阳灸力，引火入元。通过葫芦灸的热效应，能够把艾灸的能量散发出来，渗透至体表、体内，引药入经，调和人体阴阳平衡。

（三）滞动针治疗

1. 选穴方案

阿是穴 1 个（患侧第 3 腰椎棘突旁开 3~4cm 处用手按压寻找反应的敏感点，一般以局部明显压痛点或者结节、条索、僵硬部位为阳性反应点）；腰夹脊穴 2 个（第 2、第 4 腰椎棘突旁开 0.5 寸）。

2. 操作要点

准备规格为 0.40mm×40mm 及 0.40mm×50mm，针身有纵行的细微凹槽的滞动针。

患者取俯卧位，穴位常规消毒后，选用 0.40mm×50mm 滞动针，采用管针快速进针法垂直刺入阿是穴皮内（按照选择穴位部位肌肉的厚薄选择进针的深浅），缓慢捻转进针，针下有硬结感且患者有酸胀感后，再单方向捻转使酸胀感加强，待针下有滞涩感，针处于拔之不出、插之不进状态，就完成了滞针的操作。医者用拇指、食指、中指三指紧捏针柄，将针向上向外提拉、震颤、摇摆，依靠手腕和前臂的频率极快地强烈静止性用力（80~100 次/分），使针带动皮下肌肉快速颤动，以患者能耐受为宜，操作时间约 1 分钟；然后将针向反方向捻转，针下有松弛感后将针缓慢的退到皮下，分别向上、向下斜刺（和体表呈 75°），再行上述滞动针操作，最后留针。夹脊穴选用 0.40mm×40mm 滞动针针刺深约 1 寸，行滞动针操作后留针。

（四）温针灸治疗

1. 选穴方案

夹脊、命门、腰阳关、肾俞、气海俞、大肠俞、关元俞、阿是穴（图 4-4-8~图 4-4-10）

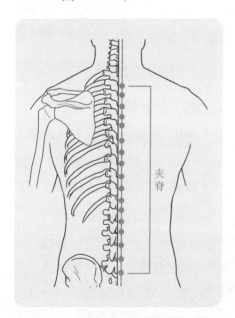

图 4-4-8　夹脊

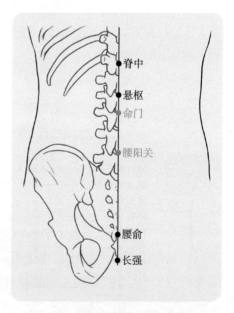

图 4-4-9　命门、腰阳关

2. 操作要点

将清艾条用小刀切成高 2.5cm 的艾炷，然后用消毒棉签在艾炷中央撮 1 个 1.5cm 深的小洞。

常规消毒，用适宜长度的一次性针灸针进针，采用提、插、捻、转等手法使患者得气。得气后将提前准备好的艾条插在一次性针灸针的针柄上点燃，患者感较温热时用一小纸片垫在艾段下，以防烫伤患者，共 1 壮，待艾炷燃尽，皮肤红晕潮红即可（治疗期间，应有专门的医务人员陪护，避免烫伤）。留针 30 分钟，1 次 / 天，10 次为 1 个疗程。

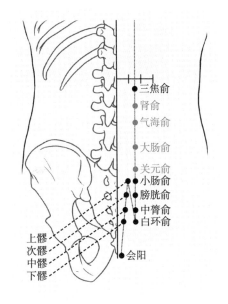

图 4-4-10　肾俞、气海俞、大肠俞、关元俞

（五）雷火灸治疗

1. 选穴方案

穴位：环跳、委中（图 4-4-11、图 4-4-12）

灸疗部位：腰椎及腰骶椎部，患侧臀部。

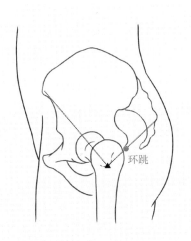

图 4-4-11　环跳

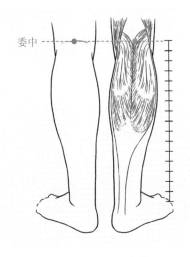

图 4-4-12　委中

2. 操作要点

患者取俯卧位。灸腰部及腰骶椎部，用双孔式灸具，点燃药后，插入雷火灸 1/2，做好外固定，把它放在腰骶部，盖上浴巾，温灸 50~60 分钟；每 15 分钟吹一次药灰，当皮肤发红，深部组织发热后，把两支药取出，固定在双头灸具上。灸患侧臀部疼痛处，距离皮肤 2cm，保持火头红，灸至皮肤发红，深部组织发热为度；每动灸 10 次用手压一下。距离皮肤 2cm，用小螺旋形法，灸环跳和委中，每旋转 10 次为一壮，每灸一壮，用手压一下，每穴各灸 8 壮。

（六）银质针治疗

1. 选穴方案

[部位选择] 髂后上棘内侧缘与髂嵴后 1/3 肌附着处，沿骨盆髂嵴缘弧形布针 2 行，针距为 1.0~1.5cm，每行 6~8 枚；腰 3~ 骶 2 棘突旁椎板处及骶骨背面沿棘突旁 1.0~2.0cm 直线布针 2 行，针距为 1.0~1.5cm，每行为 5~6 枚，垂直进针；腰 2~ 腰 4 横突处每处布针 2 枚，横向斜刺至横突背面及末端。

2. 操作要点

患者俯卧位，腹部下垫软枕，暴露治疗部位。连接心电监护仪，动态监测患者治疗过程中脉率、呼吸频率，收缩压 / 舒张压、血氧饱和度等指标的变化。

常规消毒、铺巾，进针点部位以 1%~2% 的利多卡因局部浸润麻醉。按上述定位点直刺、斜刺，达骨膜层面，待针下得气后，接通银质针治疗仪，设定温度为 39~40℃，加热 15 分钟。治疗过程中密切观察患者针刺局部皮肤状况，有无红晕、灼痛、烫伤、麻木等不适，并及时根据情况调整设定温度。治疗完毕后，关闭电源，无菌棉球按压针眼皮肤后快速起针，针刺部位再次消毒后干燥无菌敷料覆盖。

（七）小针刀治疗

1. 选穴方案

关元俞、大肠俞、气海俞、肾俞、三焦俞，找出患者最痛穴位，进行区别标记。（图 4-4-13）

2. 操作要点

对施术部位进行皮肤消毒并铺好无菌巾。使用 1% 的利多卡因注射液，针头倾斜 45°，对痛点标记的表皮和深层组织筋膜进行局部麻醉。针刀垂直于皮肤，与病变部位的韧带纤维和肌肉方向一致进行 3~5 刀的疏通剥离，以松解粘连组织；进而进针至骨面，需缓慢轻柔，进行 2~3 刀的横行摆动法和纵行切割法，以松解断离横向粘连的组织；拔出针后按压针孔 2~3 分钟，完成小针刀治疗

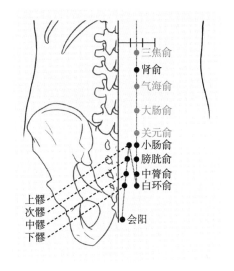

图 4-4-13　关元俞、大肠俞、气海俞、三焦俞

（八）浮针治疗

1. 选穴方案

在第 3 腰椎压痛处寻找肌筋膜激痛点。

2. 操作要点

患者手法治疗后，取侧卧位或俯卧位，放松腰部，于第 3 腰椎压痛处寻找肌筋膜激痛点，旁开 5cm 处为进针点。常规消毒后使用直径为 0.6mm 的一次性浮针斜刺进入皮肤，夹角为 15~30°，快速透皮，后提至皮下，沿皮下疏松结缔组织层平刺。以进针点为支点，持针座使针体做 25~35° 扇形运动（扫散动作）2~3 分钟，大约 200 次。完成后停止扫散，按揉腰椎关节局部筋膜和压痛点，并活动腰椎关节 2~3 分钟。上述操作循环进行 3 次，扫散时注意询问患者是否出现头晕、心悸等不适症状。最后一次扫散完成后拔出针芯，用胶布固定皮下软管套针座，留针 30 分钟。期间禁止沾水，防止感染。每周治疗 2 次。

（九）火针疗法

1. 选穴方案

腰部阿是穴、大肠俞、腰阳关、肾俞、委中、承山（图 4-4-14~图 4-4-16）

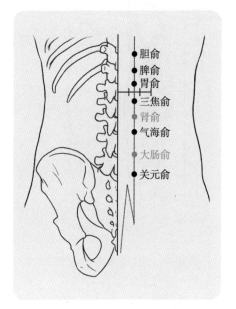

图 4-4-14　肾俞、大肠俞

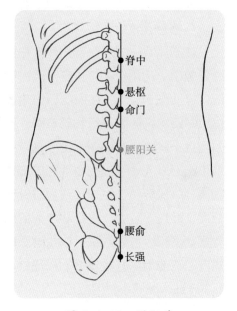

图 4-4-15　腰阳关

2. 操作要点

在穴位处用安尔碘进行局部消毒。消毒完毕，在穴位上涂以跌打万花油，点燃酒精灯，左手将酒精灯端起，靠近针刺穴位，右手以握笔状持细火针，将针尖针体置入酒精灯外焰烧至白亮，用烧红的针体迅速刺入穴位，并快速拔出，时间大约 10 秒，出针后用消毒干棉球按压针孔止血，然后再涂上跌打万花油保护创面。

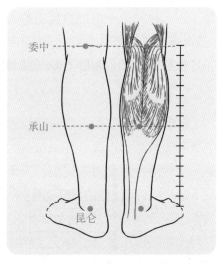

图 4-4-16　委中、承山、昆仑

（十）穴位注射治疗

1. 选穴方案

肾俞、委中、腰阳关、腰部夹脊、昆仑（图 4-4-14~ 图 4-4-16）

2. 操作要点

（1）药物：复方丹参注射液、参脉注射液、维生素 C 注射液、维生素

B_{12} 注射液和 2% 利多卡因注射液。

（2）具体操作：严格消毒后，针下要避开大的神经、血管，针头刺入穴内，应回抽无血后方可将药液均匀、缓慢地注入穴内；如有回血应调整针头角度。腰臀部可注射 2~5ml，注药时不可过快、过猛而增加药物对机体的刺激性。

（十一）自血疗法

1. 选穴方案

肾俞、委中、昆仑（图 4-4-17、图 4-4-18）

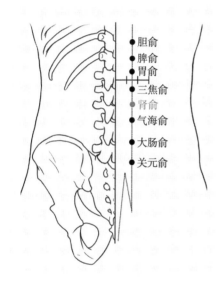

图 4-4-17　肾俞

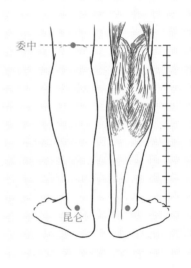

图 4-4-18　委中、昆仑

2. 操作要点

消毒后采用一次性 10~20ml 注射器，从肘窝表浅静脉血管穿刺，缓慢抽出 10~20ml 左右的血液，分别注射进消毒后的穴位，每穴 2~4ml，局部按压。

（十二）手法推拿治疗

1. 选穴方案

肾俞、环跳、腰眼、委中、承山（图 4-4-19~ 图 4-4-21）

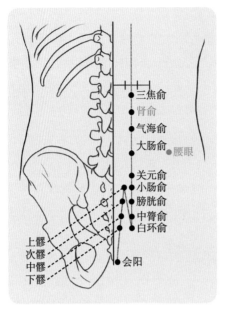

图 4-4-19　肾俞、腰眼

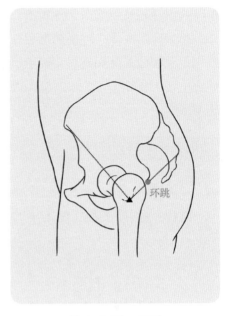

图 4-4-20　环跳

2. 操作要点

先点穴，其中肾俞、环跳、腰眼以肘尖点压，承山、委中则用拇指指腹按压。后行㨰揉法 6~10 次，然后再用分推法推腰 8~12 次，以掌根揉竖脊肌 2 分钟。再行弹拨理筋法，强力的刺激能令痉挛的肌肉得以缓解。再于腰部行 1 分钟敲法，最后以擦法结束。

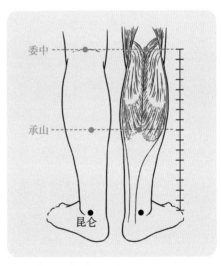

图 4-4-21　委中、承山

（十三）穴位埋线疗法

1. 选穴方案

命门、肾俞、气海俞、大肠俞、关元俞、秩边穴、阴陵泉、承山（图 4-4-22~ 图 4-4-26）

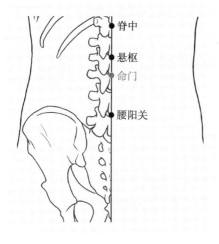

图 4-4-22　命门

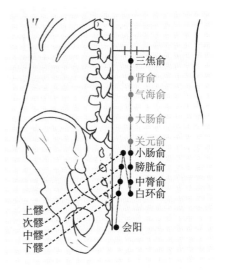

图 4-4-23　肾俞、气海俞、
大肠俞、关元俞

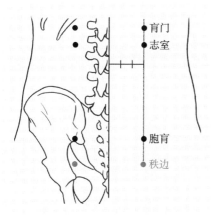

图 4-4-24　秩边

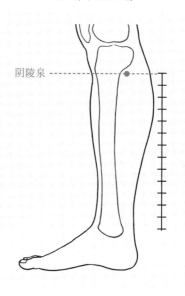

图 4-4-25　阴陵泉

2. 操作要点

（1）埋线器材

一次性使用穴位埋线包，长度为 15mm 的可吸收性医用缝合线 3/0 号，一次性使用无菌注射针 8

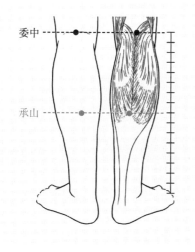

图 4-4-26　承山

号针头，安尔碘，无菌棉球，一次性手套，口罩，医用创可贴。

（2）具体操作

嘱患者放松肌肉，采取俯卧位，暴露要施术部位体表，告知其穴位埋线注意事项，使其遵医嘱，平缓心情。中医师应注意无菌观念，事先消毒双手，触诊体表埋线定位，评估穴位针刺深度。局部常规安尔碘消毒后，将 15mm 长的 3/0 号可吸收性医用缝合线放入 8 号针头的前端一半深度，剩下 7.5mm 线体露出针头外，用左手栂指和食指固定患者体表所选的穴位，右手持针刺入穴位至一定的深度，适当对穴位施以提插捻转的基本手法，使之得气。当患者自觉出现针感后，稍微旋转针体退出注射针头，将缝合线埋进穴位肌层，留意线头不能外露。出针后，医者用消毒棉球按压针孔片刻，防止出血，创口表面可以创可贴固定。在命门穴处埋线时，针尖应微朝向上刺。

（十四）麦粒灸疗法

1. 选穴方案

肾俞、大肠俞、八髎（上髎、次髎、中髎、下髎）（图 4-4-27）

2. 操作要点

（1）器材准备：40：1 精艾绒，打火机，麦粒灸特效药汁，线香。

（2）具体操作

医者操作前先向患者说明操作方法及可能会出现的不良反应，嘱咐患者施术时切勿突然改变体位，以免烫伤。制作大约高 5mm，直径 2mm 大小的精艾绒艾粒，医者用拇、食指搓捻制作而成上尖、中粗、下尖而平的艾粒。在体表相应穴位涂以麦粒灸特效药汁（由大蒜、柴胡、乳香、没药、川芎、葛根和冰片等组成，可直透体表穴位至经络脏腑，起到温补及活血化瘀的作用），并将制作好的艾粒放置在该穴位体表，用线香点燃艾粒的顶端。等待艾粒燃烧至患者觉局部灼痛，医者用手指甲熄灭艾粒，燃烧

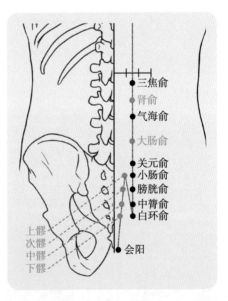

图 4-4-27　肾俞、大肠俞、八髎

时间主要以患者耐受为度。每个穴位施灸一壮，直到体表穴位全部灸毕后，医者用干棉球把施灸部位擦拭干净。

（十五）刺络拔罐疗法

1. 选穴方案

阿是穴、腰夹脊、大肠俞、腰阳关、环跳、秩边、委中。其中腰夹脊、大肠俞双侧取穴；环跳、秩边、委中取患侧穴。（图 4-4-28~ 图 4-4-33）

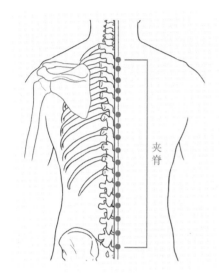

图 4-4-28　夹脊

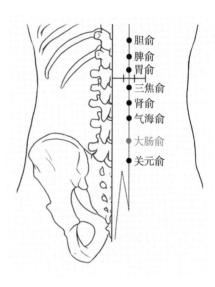

图 4-4-29　大肠俞

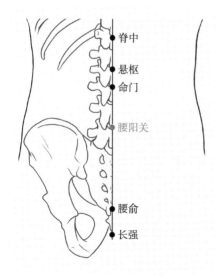

图 4-4-30　腰阳关

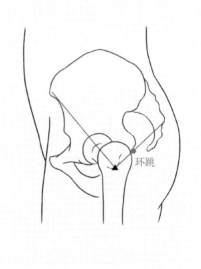

图 4-4-31　环跳

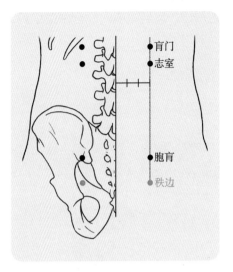

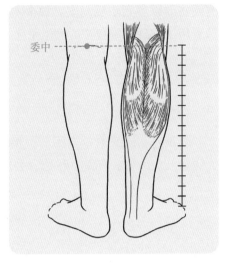

图 4-4-32　秩边　　　　　　　　　　　　　图 4-4-33　委中

2. 操作要点

（1）竹罐制备

选取管口直径 2cm 左右且平整光滑的医用竹罐。用锅将适量水煮沸，将制好的竹罐投入煮沸的锅中继续煮沸 10 分钟。

（2）具体操作

患者俯卧位于治疗床上，选取对应穴位。首先用酒精棉球对针刺及拔罐部位皮肤进行消毒，选取相应规格的三棱针点刺阿是穴及委中穴（其余穴位只进行拔罐治疗而不采用三棱针扣刺），直至皮肤出血，出血量以 3~5ml 为宜。取出煮热的竹罐，迅速用折叠的消毒毛巾捂一下罐口，以便吸去水分、降低罐口温度和保持罐内热气，然后迅速扣拔到扣刺部位及其余选穴部位，注意防止烫伤。留罐 10 分钟后取下，再次用消毒棉球擦拭，嘱患者 2 天内保持针刺部位干燥、清洁。

第五节　湿热型腰椎间盘突出症

一、概念

湿热型腰椎间盘突出症是由于环境因素和个人体质以及外邪侵袭，郁久化热，湿热壅盛，湿热留注下焦，腰为肾之府，腰部经脉运行不畅，不通则痛。则发为腰痛。本证型多容易受地域气候环境影响，如岭南湿热地带。湿热之邪郁于腰部或下肢，可表现为腰腿痛，痛处伴有热感，遇热痛增，得寒痛减，小便黄赤，口干、口苦等湿热证候。

二、诊断要点

腰腿痛，腿软无力，痛处伴有发热感，或见肢节红肿，遇热或雨天痛增，活动后痛减。口渴不欲饮，小便短赤。苔黄腻，脉濡数或滑数。

三、治疗难点

随着时代发展和生活习惯的改变，腰椎间盘突出症已成为临床上最为常见的疾病之一，除少数须手术治疗之外，多主张保守治疗。但湿热型腰椎间盘突出症多因感受湿热之邪，或涉水淋雨、居住潮湿，湿邪内侵筋脉，阻碍气血运行，稽留化热；或感受寒湿之邪，郁久化热，导致湿热蕴结，难以痊愈。而湿性重滞下趋，湿热下注，浸淫腰腿筋脉，故产生腰腿疼痛。症见突然发生一侧腰腿痛，灼热重滞，痛势剧烈，遇热痛增，遇冷痛减，并沿大腿后外侧向下放射，可伴胁腹胀满，口干苦喜饮，烦躁不安，尿短赤，苔黄腻，脉濡数或弦数，局部压痛明显。湿热型中湿邪重浊、黏滞，其性趋下，在经络的循行部位会加剧腰腿痛的症状，使得腰腿痛更加反复难愈。湿热型腰椎间盘突出症热易清，湿难去，病程容易延长，在临床治疗中容易反复加重，难以彻底好转，容易受体质变化和客观自然环境等影响，进而反复诱发，拖延病情。

四、外治法特色治疗方案

（一）艾灸疗法

1. 选穴方案

［主穴］肾俞、大肠俞

［配穴］脾俞、三焦俞、膀胱俞（图 4-5-1、图 4-5-2）

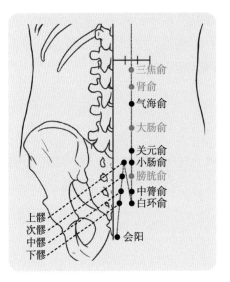

图 4-5-1 肾俞、大肠俞、
三焦俞、膀胱俞

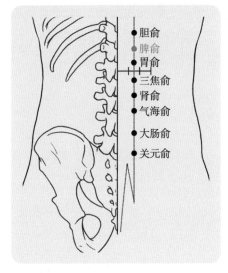

图 4-5-2 脾俞

2. 操作要点

患者取俯卧位，先用笔在各腧穴上轻画记号，用艾条在距离皮肤上1.5cm 处分别悬灸主穴、配穴，至穴位皮肤表面潮红。

（二）针刺治疗

1. 选穴方案

肾俞、腰夹脊、委中、三焦俞、曲池（图 4-5-3~ 图 4-5-5）

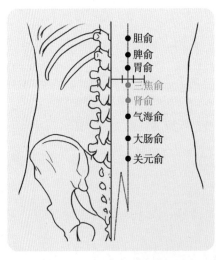

图 4-5-3 肾俞、三焦俞

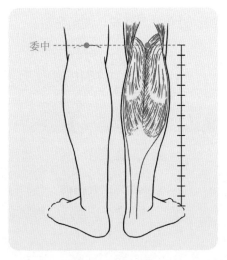

图 4-5-4 委中

2. 操作要点

采用 0.3mm×50mm 针灸针，每穴 1 针；患者取俯卧位，暴露肢体，75% 酒精消毒。肾俞穴直刺 1 寸，行捻转补法；腰夹脊穴进针后将针尖向椎板方向斜刺 1.5 寸左右，使针尖抵达椎板，行捻转平补平泻手法；委中穴直刺 1.5 寸左右，注意针刺不可过快、过强、过深，以免损伤血管和神经，行捻转泻法；三焦俞穴直刺 1 寸左右，行捻转泻法；曲池穴进针 1 寸

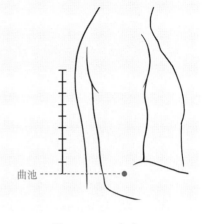

图 4-5-5　曲池

左右，行捻转泻法。以上穴位均在得气后留针 30 分钟再出针，每日针刺 1 次。

（三）推拿疗法

操作要点

施法前后需对腰、背、腿进行轻手法按摩放松。

［仰卧位］①直抬腿；②曲髋膝拉筋；③强力助蹬腿。

［侧卧位］①腰斜扳；②挺腰后拉腿。

［俯卧位］①合掌腰弹按；②后伸腿撑腰；③拉腿用按。

（四）中药熏洗治疗

1. 选穴方案

肾俞、阿是穴（图 4-5-6）

2. 操作要点

（1）药物组成

肿节风 10 克、当归尾 20 克、络石藤 10 克、海风藤 10 克、忍冬藤 10 克、松节 15 克、榕树须 15 克、生川乌 3 克、生草乌 3 克、杜仲 12 克、桑寄生 15 克、乌药 12 克，水煎

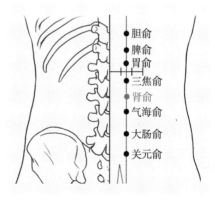

图 4-5-6　肾俞

煮 500ml。

（2）具体操作

将药液放入中药熏蒸治疗仪中，加热至 40~45℃后，可根据患者感觉适当调节温度，患者坐位，在距离患者腰部约 30~50cm 处进行熏蒸，距离可根据患者感觉调整，防止烫伤、红肿。每日 1 次，每次 30 分钟。

（五）刺络放血治疗

1. 选穴方案

委中、侠溪（图 4-5-7、图 4-5-8）

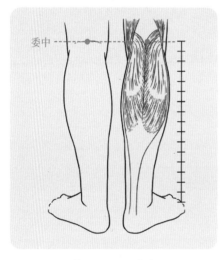

图 4-5-7　委中

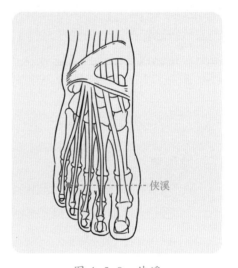

图 4-5-8　侠溪

2. 操作要点

患者侧卧位或站立，暴露针刺部位。准备放血工具（采血针、皮肤针、三棱针、消毒罐）及消毒用品（碘伏、棉棒、酒精棉球、干棉球）。仔细观察放血部位浅表静脉血管的变化，必要时可按揉穴位；络脉不显露者，可用橡皮带加压，使血管充分显露，或用手指挤压使刺血部位充血，再行刺络。

常规消毒后，用一次性针具点刺静脉䐃起部位，根据穴位皮下组织的厚薄，可选用直刺或斜刺手法进针，刺破血管靠近体表的管壁，让血液顺着针孔自然流出，放血约 3~5ml。委中放血量不够时可采用刺络加拔罐法，双侧交替。

（六）筋针治疗

1. 筋肉型

（1）腰部阳筋受损

［取穴］腰部的阳筋主要为足太阳、足少阳与足阳明筋。腰部的伸展活动，将有助于确定病位，选取筋穴。腰部的伸肌主要为骶棘肌（脊神经后支，颈 8~ 腰 1），辅助伸肌是腰背髂肋肌。检查时令患者俯卧位，双手置于体侧，主动抬高上身，医者于项背部施以阻抗，并触摸其腰部阳筋，触摸局部的挛急与筋结，一般在患侧腰部有纵行条索状物或筋结点，大多有压痛。分布于脊柱旁开 0.5~2 寸之间。

［操作］俯卧位，取 0.30mm × 30mm 筋针，在上述筋穴常规消毒后进针。沿皮下向上或向下纵刺，或向脊柱横向平刺 25~30mm。可配合腰部屈伸活动验证疗效，如效果不显，可调整针刺方向，以取效为准。隔日 1 次，7 次为 1 个疗程。

（2）腰部阴筋受损

［取穴］腰部的阴筋主要为足少阴与足太阴筋。腰部的俯仰侧屈活动，将有助于确定病位，选取筋穴。腰部的屈肌主要为腹直肌（肋间神经，胸 5~ 胸 12），辅助屈肌是腹内外斜肌。检查时令患者仰卧位，双手指交叉置于颈项部，双膝屈曲，主动抬起上身，医者双手置于双膝上方施以阻抗；患者主动抬起上身的同时转侧腰部，医者一手置于肩前部施以阻抗；触摸腹部及侧腰部阴筋的挛急与筋结，一般在患侧腹部或侧腰部有纵行或斜行的条索状物或筋结点，大多有压痛。

［操作］仰卧位，取 0.30mm × 30mm 筋针，在上述筋穴常规消毒后进针。腹部筋穴沿皮下向上或向下纵刺，或向腹白线中央横向平刺 20~25mm；侧腰部筋穴沿皮下向内下或向内上斜向横刺 20~25mm。可配合腰部屈伸或转侧活动验证疗效，如效果不显，可调整针刺方向，以取效为准。隔日 1 次，7 次为 1 个疗程。

2. 筋脉型

（1）足少阴之筋脉病

［取穴］一般在督脉或腰椎两旁夹脊穴附近寻找压痛点或筋结点为筋穴，一般能触及筋束并有弹响。如配合活动可诱发疼痛或显露病位，有助于确定筋穴。有时在枕项或骶椎两侧可触及筋结点或压痛点为筋穴。特殊

情况下可在侧腹部触及压痛点或筋结点为筋穴。

［操作］俯卧位，取 0.30mm×30mm 筋针，在上述筋穴常规消毒后进针。腰部或腹部筋穴沿皮下向上或向下纵刺，或向脊柱或腹白线横向平刺 25~30mm；项部或骶部筋穴沿皮下向外或向内横向平刺 20~25mm。可配合腰部屈伸活动验证疗效，如效果不显，可调整针刺方向，以取效为准。隔日 1 次，7 次为 1 个疗程。

（2）足太阳之筋脉病

［取穴］一般在腰骶部两侧旁开 0.5~1.5 寸区域及患侧臀部寻找压痛点或筋结点为筋穴，一般在腰 4~ 骶 1 患侧旁开 0.5~1.5 寸（上下关节突）处能触及筋束并有弹响。如配合活动可诱发疼痛或显露病位，有助于确定筋穴。特殊情况下可在患侧大腿后面触及筋结点或压痛点为筋穴。

［操作］取 0.30mm×30mm 筋针，在上述筋穴常规消毒后进针。腰部筋穴沿皮下向上或向下或向脊柱横刺 20~25mm；臀部筋穴沿皮下向内上或内下斜刺 20~25mm；大腿后面筋穴沿皮下向上纵刺 20~25mm。可适当配合腰部转侧与大腿屈伸活动验证疗效，如效果不显，可调整针刺方向，以取效为准。隔日 1 次，7 次为 1 个疗程。

（3）足少阳之筋脉病

［取穴］一般在患侧腰部旁开 2~3 寸与患侧臀部寻找压痛点或筋结点为筋穴，一般在腰 3~ 腰 5 患侧旁开 2~3 寸（腰椎横突）处能触及筋束并有弹响。如配合活动可诱发疼痛或显露病位，有助于确定筋穴。特殊情况下可在患侧大腿外侧部触及筋结点或压痛点为筋穴。

［操作］取 0.30mm×30mm 筋针，在上述筋穴常规消毒后进针。腰部筋穴沿皮下向上或向下纵刺或向脊柱横刺 20~25mm；臀部筋穴沿皮下向内上或向内下斜刺 20~25mm；大腿外侧筋穴沿皮下向上纵刺 20~25mm。可适当配合腰部转侧与大腿屈伸活动验证疗效，如效果不显，可调整针刺方向，以取效为准。隔日 1 次，7 次为 1 个疗程。

（4）足阳明之筋脉病

［取穴］一般在患侧腰部及腹部寻找压痛点或筋结点为筋穴，一般在腰 2~ 腰 4 患侧旁开 1~3 寸处能触及筋束并有弹响。如配合活动可诱发疼痛或显露病位，有助于确定筋穴。特殊情况下可在患侧髂脊与大腿前面触及筋结点或压痛点为筋穴。

［操作］取 0.30mm×30mm 筋针，在上述穴位常规消毒后进针。腰部筋穴沿皮下向上或向下或向脊柱横刺 20~25mm；侧腹部筋穴沿皮下向内上

或向内下斜刺 20~25mm；髂嵴部筋穴沿皮下横刺 20~25mm；大腿前面筋穴沿皮下向上纵刺 20~25mm。可适当配合腰部转侧与大腿屈伸活动验证疗效，如效果不显，可调整针刺方向，以取效为准。隔日 1 次，7 次为 1 个疗程。

3. 筋骨型

[取穴] 一般在督脉及腰椎两侧寻找压痛点或筋结点为筋穴。如能配合影像学检查，在明确定位基础上，再配合腰部活动，可诱发疼痛或显露病位，有助于确定筋穴。

[操作] 取 0.30×30mm 筋针，在上述筋穴常规消毒后进针。腰部筋穴沿皮向上纵刺 25~30mm，也可沿皮向腰椎横刺 25~30mm。如效果不显，可调整针刺方向，以取效为准。隔日治疗，10 次为 1 个疗程。如关节错位，可即刻解除疼痛；如关节增生或韧带钙化，需多次治疗方能见效。

以上病症常可累及经脉而出现相应症状，在上述治疗的基础上，可配合筋脉型的内容施治。

筋骨型腰椎间盘突出症，是腰椎间盘突出症中最为难治的类型。筋针对骨质增生、韧带钙化等无直接治疗作用，但增生、钙化对脊髓、神经根等的刺激会引起局部水肿、筋肉痉挛等，筋针通过对邻近阳筋或拮抗阴筋的舒解，可间接作用于骨质增生、韧带钙化，而缓解痉挛、消肿。筋针舒筋松骨调脊，能打破这种恶性循环，同时又能舒筋解肌通脉，改善局部营养状态，是为间接治疗之法。必要时可配合常规针刺疗法治疗。

参考文献

[1] 赵宏，刘志顺，谢利民，等.《腰痛针灸临床实践指南》解读［J］. 中国针灸，2015，35（10）：1065-1068.

[2] 李晓英，李力明，王雅兴. 中医定向透药疗法治疗寒湿腰痛40例临床疗效研究［J］. 中医临床研究，2015，7（29）：72-73.

[3] 周淑娟. 中医治疗腰痛理论探讨［J］. 中医学报，2017，32（08）：1463-1465.

[4] 孙江涛，李宇卫，沈晓峰，等. 中医络病学说与腰椎间盘突出症证治关系探析［J］. 中国中医骨伤科杂志，2016，24（07）：80-82.

[5] 白玉，潘富伟. 基于平乐正骨筋骨互用平衡理论治疗腰椎间盘突出症思路探析［J］. 中国中医骨伤科杂志，2018，26（06）：80-81.

[6] 王瑞，王雪强. 基于循证实践的腰痛康复治疗国际指南解读与启示［J］. 中国康复医学杂志，2019，34（12）：1464-1469.

[7] 张晨阳，吴肖男，柴萌，等. 基于数据挖掘的腰痛中医古代方书类文献方药研究［J］. 湖南中医杂志，2020，36（02）：126-129.

[8] 范志勇，吴山，李振宝，等. 基于筋骨力学平衡探讨提拉旋转斜扳治疗急性腰椎间盘突出症的相关临床思考［J］. 中国中医急症，2016，25（04）：642-643.

[9] 夏天，梁栋，唐宏亮，等. 壮医经筋综合疗法治疗腰椎间盘突出症的临床观察及理论探讨［J］. 中华中医药杂志，2019，34（07）：3146-3150.

[10] 吴飞，陈海艳. 壮医针刀经筋解结治疗腰椎间盘突出症临床研究［J］. 中国民族医药杂志，2016，22（01）：12-14.

[11] 周世民，周劲宣. 小针刀结合温针治疗寒湿型腰痛症患者疗效［J］. 中国老年学杂志，2015（9）：2540-2541.

[12] 金杰. 推拿法结合身痛祛瘀汤治疗气滞瘀血型腰痛效果观察［J］. 陕西中医，2017，38（01）：105-106.

[13] 黄睿，杨丹. 浅析"冷痹肾败，取足阳明之土"与腰痛［J］. 中国针灸，2021，41（06）：675-676.

［14］张明才，王翔，石瑛，等. 石氏伤科腰椎间盘突出症诊治规范（一）——分期诊断方案［J］. 上海中医药杂志，2020，54（01）：9-12.

［15］张远本，徐朴翠，耿春芬. 穴位埋线综合治疗腰椎间盘突出症（气滞血瘀）随机平行对照研究［J］. 实用中医内科杂志，2018，32（07）：65-68.

［16］曹树琦，董宝强，林星星，等. 经筋灸法联合核心稳定训练对慢性非特异性下腰痛疼痛、功能及肌耐力的影响［J］. 中华中医药学刊，2019，37（04）：911-914.

［17］魏绪强，何丽云，刘佳，等. 近十年针刺治疗腰痛的国内外指南与临床研究现状分析［J］. 中医杂志，2019，60（12）：1039-1045.

［18］胡婷，王红伟，陈振虎. 陈振虎运用岐黄针疗法治疗腰痛经验［J］. 广州中医药大学学报，2018，35（01）：99-101.

［19］张春侠，唐巍，许海，等. 齐刺滞针经筋刺法治疗腰椎间盘突出症30例疗效观察［J］. 中华全科医学，2019，17（05）：837-840.

［20］霍志豪，王刚，龙翔宇. 龙翔宇分型分期推拿诊疗腰椎间盘突出症经验［J］. 广州中医药大学学报，2019，36（11）：1843-1845.

［21］腰椎间盘突出症诊疗指南［J］. 中华骨科杂志，2020（08）：477-478.

［22］郑瑶洁. 中药熏督与局部熏药治疗气滞瘀血型腰痛病的疗效比较［J］. 当代护士（中旬刊），2019，26（07）：97-99.

［23］雷龙鸣，黄锦军，林桂权，等. 三通推拿法治疗腰椎间盘突出症：多中心、随机对照研究［J］. 中国针灸，2011，31（03）：253-257.

［24］李华南，吴秋君，马永利，等. 脏腑推拿干预腰椎间盘突出症合并焦虑状态

［25］牟成林，朱慧娟，沈向楠，等. 展筋活血方配合腰椎正骨手法治疗气滞血瘀型腰椎间盘突出症的临床研究［J］. 时珍国医国药，2017，28（10）：2472-2475.

［26］邱祖云，贾雁，李石良. 针刀疗法治疗腰椎间盘突出症临床研究进展［J］. 中华中医药杂志，2020，35（04）：1951-1953.

［27］申博. 推拿补泻手法辨证治疗腰椎间盘突出症的临床疗效观察［D］. 安徽中医药大学，2020.

［28］孙艺玲，陈瑛，臧书晗，等. 针刀诊疗腰椎间盘突出症经验［J］. 中华中医药杂志，2021，36（07）：4076-4078.

［29］唐以薰. 杵针结合艾灸对血瘀型腰椎间盘突出症患者的护理效果研究［D］. 成都中医药大学，2017.

［30］王悦. 三维五法治疗阳虚体质腰椎间盘突出症的临床疗效观察［D］. 黑龙江中医药大学，2019.

［31］谢卓君，付丽珊，王婉飞. 刺血拔罐联合薄氏腹针对老年血瘀型腰椎间盘突出症疼痛及腰椎功能的影响［J］. 中国老年学杂志，2021，41（04）：793-796.

［32］徐毅高，周红海，陈龙豪，等. 单纯针刀治疗腰椎间盘突出症的Meta分析［J］. 中国中医急症，2020，29（05）：784-787.

［33］叶肖琳，黄雪莲，叶新苗. 小针刀对腰椎间盘突出症治疗效果的Meta分析［J］. 中华中医药杂志，2016，31（07）：2784-2788.

［34］张卫东，李俊莲，高小勇，等. "调神温经通督"综合治疗腰椎间盘突出症的优势分析［J］. 时珍国医国药，2015，26（04）：944-946.

［35］赵红义，林向前. 腹针配合腹部推拿治疗腰椎间盘突出症30例［J］. 中国针灸，2014，34（10）：1003-1004.

［36］郑娟霞，郑娟丽，黄碧芳，等. 火龙罐治疗在腰椎间盘突出症患者中的应用［J］. 护理研究，2020，34（22）：4098-4100.

附录 穴位定位索引

（按汉语拼音顺序排列）

	穴位名称	所属经脉	定位
A	安眠	经外奇穴	在项部，在翳风穴与风池穴连线之中点处
B	八风	经外奇穴	在足背，第1~5趾间，趾蹼缘后方赤白肉际处，左右共8穴
	八邪	经外奇穴	在手背，第1~5指间，指蹼缘后方赤白肉际处，左右共8穴
	白环俞	足太阳膀胱经	在骶区，横平第4骶后孔，骶正中嵴旁1.5寸
	百虫窝	经外奇穴	在股前区，髌底内侧端上3寸
	百会	督脉	在头部，前发际正中直上5寸
	胞肓	足太阳膀胱经	在骶区，横平第2骶后孔，骶正中嵴旁开3寸
	本神	足少阳胆经	在头部，前发际上0.5寸，头正中线旁开3寸
	髀关	足阳明胃经	在股前区，股直肌近端、缝匠肌与阔筋膜张肌3条肌肉之间凹陷中
	臂臑	手阳明大肠经	在臂部，曲池与肩髃连线上，约曲池上7寸，三角肌前缘处
	秉风	手太阳小肠经	在肩胛区，肩胛冈中点上方冈上窝中
	不容	足阳明胃经	在上腹部，脐中上6寸，前正中线旁开2寸
	步廊	足少阴肾经	在胸部，第5肋间隙，前正中线旁开2寸
C	长强	督脉	在会阴区，尾骨下方，尾骨端与肛门连线的中点处
	承扶	足太阳膀胱经	在股后区，臀沟的中点
	承光	足太阳膀胱经	在头部，前发际正中直上2.5寸，旁开1.5寸
	承浆	任脉	在面部，颏唇沟的正中凹陷处
	承筋	足太阳膀胱经	在小腿后区，腘横纹下5寸，腓肠肌两肌腹之间
	承灵	足少阳胆经	在头部，前发际上4寸，瞳孔直上
	承满	足阳明胃经	在上腹部，脐中上5寸，前正中线旁开2寸
	承泣	足阳明胃经	在面部，眼球与眶下缘之间，瞳孔直下
	承山	足太阳膀胱经	在小腿后区，腓肠肌两肌腹与肌腱交角处
	尺泽	手太阴肺经	在肘区，肘横纹上，肱二头肌腱桡侧缘凹陷中

	穴位名称	所属经脉	定位
C	瘈脉	手少阳三焦经	在头部，乳突中央，角孙至翳风沿耳轮弧形连线的上 2/3 下 1/3 交点处
	冲门	足太阴脾经	在腹股沟区，腹股沟斜纹中，髂外动脉搏动处的外侧
	冲阳	足阳明胃经	在足背，第 2 跖骨基底部与中间楔状骨关节处，可触及足背动脉
	次髎	足太阳膀胱经	在骶区，正对第 2 骶后孔中
	攒竹	足太阳膀胱经	在面部，眉头凹陷中，额切迹处
D	大包	足太阴脾经	在胸外侧区，第 6 肋间隙，在腋中线上
	大肠俞	足太阳膀胱经	在脊柱，第 4 腰椎棘突下，后正中线旁开 1.5 寸
	大都	足太阴脾经	在足趾，第 1 跖趾关节远端赤白肉际凹陷中
	大敦	足厥阴肝经	在足趾，大趾末节外侧，趾甲根角侧后方 0.1 寸（指寸）
	大骨空	经外奇穴	在手指，拇指背面，近侧指间关节的中点处
	大赫	足少阴肾经	在下腹部，脐中下 4 寸，前正中线旁开 0.5 寸
	大横	足太阴脾经	在腹部，脐中旁开 4 寸
	大巨	足阳明胃经	在下腹部，脐中下 2 寸，前正中线旁开 2 寸
	大陵	手厥阴心包经	在腕前区，腕掌侧远端横纹中，掌长肌腱与桡侧腕屈肌腱之间
	大迎	足阳明胃经	在面部，下颌角前方，咬肌附着部的前缘凹陷中，面动脉搏动处
	大钟	足少阴肾经	在跟区，内踝后下方，跟骨上缘，跟腱附着部内侧前缘凹陷中
	大杼	足太阳膀胱经	在脊柱区，第 1 胸椎棘突下，后正中线旁开 1.5 寸
	大椎	督脉	在脊柱区，第 7 颈椎棘突下凹陷中，后正中线上
	带脉	足少阳胆经	在侧腹部，第 11 肋骨游离端垂线与脐水平线的交点上
	胆囊	经外奇穴	在小腿外侧，腓骨小头直下 2 寸
	胆俞	足太阳膀胱经	在脊柱区，第 10 胸椎棘突下，后正中线旁开 1.5 寸
	膻中	任脉	在胸部，横平第 4 肋间隙，前正中线上
	当阳	经外奇穴	在头部，瞳孔直上，前发际上 1 寸
	地仓	足阳明胃经	在面部，口角旁开 0.4 寸（指寸）
	地机	足太阴脾经	在小腿内侧，阴陵泉下 3 寸，胫骨内侧缘后际
	地五会	足少阳胆经	在足背，第 4、5 跖骨间，第 4 跖趾关节近端凹陷中

	穴位名称	所属经脉	定位
D	定喘	经外奇穴	在脊柱区，横平第 7 颈椎棘突下，后正中线旁开 0.5 寸
	督俞	足太阳膀胱经	在脊柱区，第 6 胸椎棘突下，后正中线旁开 1.5 寸
	独阴	经外奇穴	在足底，第 2 趾的跖侧远端趾间关节的中点
	犊鼻	足阳明胃经	在膝前区，髌韧带外侧凹陷中
	兑端	督脉	在面部，上唇结节的中点
E	耳和髎	手少阳三焦经	在头部，鬓发后缘，耳郭根的前方，颞浅动脉的后缘
	耳尖	经外奇穴	在耳区，在外耳轮的最高点
	耳门	手少阳三焦经	在耳区，耳屏上切迹与下颌骨髁突之间的凹陷中
	二白	经外奇穴	在前臂前区，腕掌侧远端横纹上 4 寸，桡侧腕屈肌腱的两侧，一肢 2 穴
	二间	手阳明大肠经	在手指，第 2 掌指关节桡侧远端赤白肉际处
F	飞扬	足太阳膀胱经	在小腿后区，昆仑直上 7 寸，腓肠肌外下缘与跟腱移行处
	肺俞	足太阳膀胱经	在脊柱区，第 3 胸椎棘突下，后正中线旁开 1.5 寸
	丰隆	足阳明胃经	在小腿外侧，外踝尖上 8 寸，胫骨前肌的外缘
	风池	足少阳胆经	在颈后区，枕骨之下，胸锁乳突肌上端与斜方肌上端之间的凹陷中
	风府	督脉	在颈后区，枕外隆凸直下，两侧斜方肌之间凹陷中
	风门	足太阳膀胱经	在脊柱区，第 2 胸椎棘突下，后正中线旁开 1.5 寸
	风市	足少阳胆经	在股部，腘横纹上 9 寸，髂胫束后缘
	跗阳	足太阳膀胱经	在小腿后区，昆仑直上 3 寸，腓骨与跟腱之间
	伏兔	足阳明胃经	在股前区，髌底上 6 寸，髂前上棘与髌底外侧端的连线上
	扶突	手阳明大肠经	在颈前部，横平甲状软骨上缘（约相当于喉结处），胸锁乳突肌的前、后缘中间
	浮白	足少阳胆经	在头部，耳后乳突的后上方，从天冲与完骨的弧形连线（其弧度与耳郭弧度相应）的上 1/3 与下 2/3 交点处
	浮郄	足太阳膀胱经	在膝后区，腘横纹上 1 寸，股二头肌腱的内侧缘
	府舍	足太阴脾经	在下腹部，脐中下 4.3 寸，前正中线旁开 4 寸
	附分	足太阳膀胱经	在脊柱区，第 2 胸椎棘突下，后正中线旁开 3 寸
	复溜	足少阴肾经	在小腿内侧，内踝尖上 2 寸，跟腱的前缘

	穴位名称	所属经脉	定位
F	腹哀	足太阴脾经	在上腹部，脐中上 3 寸，前正中线旁开 4 寸
	腹结	足太阴脾经	在下腹部，脐中下 1.3 寸，前正中线旁开 4 寸
	腹通谷	足少阴肾经	在上腹部，脐中上 5 寸，前正中线旁开 0.5 寸
G	肝俞	足太阳膀胱经	在脊柱区，第 9 胸椎棘突下，后正中线旁开 1.5 寸
	膏肓	足太阳膀胱经	在脊柱区，第 4 胸椎棘突下，后正中线旁开 3 寸
	膈关	足太阳膀胱经	在脊柱区，第 7 胸椎棘突下，后正中线旁开 3 寸
	膈俞	足太阳膀胱经	在脊柱区，第 7 胸椎棘突下，后正中线旁开 1.5 寸
	公孙	足太阴脾经	在跖区，第 1 跖骨底的前下缘赤白肉际处
	关冲	手少阳三焦经	在手指，第 4 指末节尺侧，指甲根角侧上方 0.1 寸（指寸）
	关门	足阳明胃经	在上腹部，脐中上 3 寸，前正中线旁开 2 寸
	关元	任脉	在下腹部，脐中下 3 寸，前正中线上
	关元俞	足太阳膀胱经	在脊柱区，第 5 腰椎棘突下，后正中线旁开 1.5 寸
	光明	足少阳胆经	在小腿外侧，外踝尖上 5 寸，腓骨前缘
	归来	足阳明胃经	在下腹部，脐中下 4 寸，前下中线旁开 2 寸
H	海泉	经外奇穴	在口腔内，当舌下系带中点处
	颔厌	足少阳胆经	在头部，从头维至曲鬓的弧形连线（其弧度与鬓发弧度相应）的上 1/4 与下 3/4 的交点处
	行间	足厥阴肝经	在足背，第 1、2 趾间，趾蹼缘后方赤白肉际处
	合谷	手阳明大肠经	在手背，第 2 掌骨桡侧的中点处
	合阳	足太阳膀胱经	在小腿后区，腘横纹下 2 寸，腓肠肌内、外侧头之间
	鹤顶	经外奇穴	在膝前区，髌底中点的上方凹陷中
	横骨	足少阴肾经	在下腹部，脐中下 5 寸，前正中线旁开 0.5 寸
	后顶	督脉	在头部，后发际正中直上 5.5 寸
	后溪	手太阳小肠经	在手内侧，第 5 掌指关节尺侧近端赤白肉际凹陷中
	华盖	任脉	在胸部，横平第 1 肋间隙，前正中线上
	滑肉门	足阳明胃经	在上腹部，脐中上 1 寸，前正中线旁开 2 寸
	环跳	足少阳胆经	在臀区，股骨大转子最凸点与骶管裂孔连线上的外 1/3 与 2/3 交点处
	肓门	足太阳膀胱经	在腰区，第 1 腰椎棘突下，后正中线旁开 3 寸
	肓俞	足少阴肾经	在腹中部，脐中旁开 0.5 寸

	穴位名称	所属经脉	定位
H	会阳	足太阳膀胱经	在骶区，尾骨端旁开 0.5 寸
	会阴	任脉	在会阴区。男性在阴囊根部与肛门连线的中点，女性在大阴唇后联合与肛门连线的中点
	会宗	手少阳三焦经	在前臂后区，腕背侧远端横纹上 3 寸，尺骨的桡侧缘
	魂门	足太阳膀胱经	在脊柱区，第 9 胸椎棘突下，后正中线旁开 3 寸
J	箕门	足太阴脾经	在股前区，髌底内侧端与冲门的连线上 1/3 与 2/3 交点，长收肌和缝匠肌交角的动脉搏动处
	极泉	手少阴心经	在腋区，腋窝中央，腋动脉搏动处
	急脉	足厥阴肝经	在腹股沟区，横平耻骨联合上缘，前正中线旁开 2.5 寸处
	脊中	督脉	在脊柱区，第 11 胸椎棘突下凹陷中，后正中线上
	夹承浆	经外奇穴	在面部，承浆穴左右各旁开 1 寸
	夹脊	经外奇穴	在脊柱区，第 1 胸椎至第 5 腰椎棘突下两侧，后正中线旁开 0.5 寸
	颊车	足阳明胃经	在面部，下颌角前上方一横指（中指）
	间使	手厥阴心包经	在前臂前区，腕掌侧远端横纹上 3 寸，掌长肌腱与桡侧腕屈肌腱之间
	肩井	足少阳胆经	在肩胛区，第 7 颈椎棘突与肩峰最外侧点连线的中点
	肩髎	手少阳三焦经	在三角肌区，肩峰角与肱骨大结节两骨间凹陷中
	肩外俞	手太阳小肠经	在脊柱区，第 1 胸椎棘突下，后正中线旁开 3 寸
	肩髃	手阳明大肠经	在肩峰前下方，肩峰与肱骨大结节之间凹陷处
	肩贞	手太阳小肠经	在肩胛区，肩关节后下方，腋后纹头直上 1 寸
	肩中俞	手太阳小肠经	在脊柱区，第 7 颈椎棘突下，后正中线旁开 2 寸
	建里	任脉	在上腹部，脐中上 3 寸，前正中线
	交信	足少阴肾经	在小腿内侧，内踝尖上 2 寸，胫骨内侧缘后际凹陷中
	角孙	手少阳三焦经	在头部，耳尖正对发际处
	解溪	足阳明胃经	在踝区，踝关节前面中央凹陷中，拇长伸肌腱与趾长伸肌腱之间
	金津	经外奇穴	在口腔内，舌下系带左侧的静脉上
	金门	足太阳膀胱经	在足背，外踝前缘直下，第 5 跖骨粗隆后方，骰骨下缘凹陷中

	穴位名称	所属经脉	定位
J	筋缩	督脉	在脊柱区，第 9 胸椎棘突下凹陷中，后正中线上
	京骨	足太阳膀胱经	在跖区，第 5 跖骨粗隆前下方，赤白肉际处
	京门	足少阳胆经	在上腹部，第 12 肋骨游离端下际
	经渠	手太阴肺经	在前臂前区，腕掌侧远端横纹上 1 寸，桡骨茎突与桡动脉之间
	睛明	足太阳膀胱经	在面部，目内眦内上方眶内侧壁凹陷中
	颈百劳	经外奇穴	在颈部，第 7 颈椎棘突直上 2 寸，后正中线旁开 1 寸
	颈臂	经外奇穴	在锁骨上窝中央至锁骨内侧端之中点
	鸠尾	任脉	在上腹部，剑突下 1 寸，前正中线上
	居髎	足少阳胆经	在臀区，髂前上棘与股骨大转子最凸点连线的中点处
	巨骨	手阳明大肠经	在肩胛区，锁骨肩峰端与肩胛冈之间凹陷中
	巨髎	足阳明胃经	在面部，横平鼻翼下缘，瞳孔直下
	巨阙	任脉	在上腹部，脐中上 6 寸，前正中线上
	聚泉	经外奇穴	在口腔内，舌背正中缝的中点处
	厥阴俞	足太阳膀胱经	在脊柱区，第 4 胸椎棘突下，后正中线旁开 1.5 寸
K	孔最	手太阴肺经	在前臂前区，腕掌侧远端横纹上 7 寸，尺泽与太渊连线上
	口禾髎	手阳明大肠经	在面部，横平人中沟上 1/3 与下 2/3 交点，鼻孔外缘直下
	库房	足阳明胃经	在胸部，第 1 肋间隙，前正中线旁开 4 寸
	髋骨	经外奇穴	在大腿前面下部，当梁丘两旁各 1.5 寸，一肢 2 穴
	昆仑	足太阳膀胱经	在踝区，外踝尖与跟腱之间的凹陷中
L	阑尾	经外奇穴	在小腿外侧，髌韧带外侧凹陷下 5 寸，胫骨前嵴外 1 横指（中指）
	劳宫	手厥阴心包经	在掌区，横平第 3 掌指关节近端，第 2、3 掌骨之间偏于第 3 掌骨
	蠡沟	足厥阴肝经	在小腿内侧，内踝尖上 5 寸，胫骨内侧面的中央
	里内庭	经外奇穴	在足底第 2、3 趾间，与内庭穴相对处
	历兑	足阳明胃经	在足趾，第 2 趾末节外侧，趾甲根角侧后方 0.1 寸（指寸）
	廉泉	任脉	在颈前区，甲状软骨上缘（约相当于喉结处）上方，舌骨上缘凹陷中，前正中线上

	穴位名称	所属经脉	定位
L	梁门	足阳明胃经	在上腹部，脐中上 4 寸，前正中线旁开 2 寸
	梁丘	足阳明胃经	在股前区，髌底上 2 寸，股外侧肌与股直肌肌腱之间
	列缺	手太阴肺经	在前臂，腕掌侧远端横纹上 1.5 寸，拇短伸肌腱与拇长展肌腱之间，拇长展肌腱沟的凹陷
	灵道	手少阴心经	在前臂前区，腕掌侧远端横纹上 1.5 寸，尺侧腕屈肌腱的桡侧缘
	灵台	督脉	在脊柱区，第 6 胸椎棘突下凹陷中，后正中线上
	灵墟	足少阴肾经	在胸部，第 3 肋间隙，前正中线旁开 2 寸
	漏谷	足太阴脾经	在小腿内侧，内踝尖上 6 寸，胫骨内侧缘后际
	颅息	手少阳三焦经	在头部，角孙至翳风沿耳轮弧形连线的上 1/3 下 2/3 交点处
	络却	足太阳膀胱经	在头部，前发际正中直上 5.5 寸，旁开 1.5 寸
M	眉冲	足太阳膀胱经	在头部，额切际直上入发际 0.5 寸
	命门	督脉	在脊柱区，第 2 腰椎棘突下凹陷中，后正中线上
	目窗	足少阳胆经	在头部，前发际上 1.5 寸，瞳孔直上
N	脑户	督脉	在头部，枕外隆凸的上缘凹陷中
	脑空	足少阳胆经	枕外隆凸的上缘外侧，风池直上，约头正中线旁开 2.25 寸，平脑户穴
	臑会	手少阳三焦经	在臂后区，肘尖与肩峰角连线上，约肩峰角下 3 寸，三角肌的后下缘
	臑腧	手太阳小肠经	在肩胛区，腋后纹头直上，肩胛冈下缘凹陷中
	内关	手厥阴心包经	在前臂前区，腕掌侧远端横纹上 2 寸，掌长肌腱与桡侧腕屈肌腱之间
	内踝尖	经外奇穴	在踝区，内踝的最凸起处
	内庭	足阳明胃经	在足背，第 2、3 趾间，趾蹼缘后方赤白肉际处
	内膝眼	经外奇穴	在膝部，髌韧带内侧凹陷处的中央
	内迎香	经外奇穴	在鼻孔内，鼻翼软骨与鼻甲交界的黏膜处
P	膀胱俞	足太阳膀胱经	在骶区，横平第 2 骶后孔，骶正中嵴旁 1.5 寸
	脾俞	足太阳膀胱经	在脊柱区，第 11 胸椎棘突下，后正中线旁开 1.5 寸
	痞根	经外奇穴	在腰区，横平第 1 腰椎棘突下，后正中线旁开 3.5 寸凹陷中
	偏历	手阳明大肠经	在前臂，腕背侧远端横纹上 3 寸，阳溪与曲池连线上

	穴位名称	所属经脉	定位
P	魄户	足太阳膀胱经	在脊柱区，第 3 胸椎棘突下，后正中线旁开 3 寸
	仆参	足太阳膀胱经	在跟区，昆仑直下，跟骨外侧，赤白肉际处
Q	期门	足厥阴肝经	在胸部，第 6 肋间隙，前正中线旁开 4 寸
	气冲	足阳明胃经	在腹股沟区，耻骨联合上缘，前正中线旁开 2 寸，动脉搏动处
	气端	经外奇穴	在足十趾尖端，距趾甲游离缘 0.1 寸（指寸），左右共 10 个穴位
	气海	任脉	在下腹部，脐中下 1.5 寸，前正中线上
	气海俞	足太阳膀胱经	在脊柱区，第 3 腰椎棘突下，后正中线旁开 1.5 寸
	气户	足阳明胃经	在胸部，锁骨下缘，前正中线旁开 4 寸
	气舍	足阳明胃经	在胸锁乳突肌区，锁骨上小窝，锁骨胸骨端上缘，胸锁乳突肌的胸骨头与锁骨头中间的凹陷中
	气穴	足少阴肾经	在下腹部，脐中下 3 寸，前正中线旁开 0.5 寸
	牵正	经外奇穴	在面部，耳垂前 0.5~1 寸的压痛处
	前顶	督脉	在头部，前发际正中直上 3.5 寸
	前谷	手太阳小肠经	在手指，第 5 掌指关节尺侧远端赤白肉际凹陷中
	强间	督脉	在头部，后发际正中直上 4 寸
	青灵	手少阴心经	在臂前区，肘横纹上 3 寸，肱二头肌的内侧沟中
	清泠渊	手少阳三焦经	在臂后区，肘尖与肩峰角连线上，肘尖上 2 寸
	丘墟	足少阳胆经	在踝区，外踝的前下方，趾长伸肌腱的外侧凹陷中
	球后	经外奇穴	在面部，眶下缘外 1/4 与内 3/4 交界处
	曲鬓	足少阳胆经	在头部，耳前鬓角发际后缘与耳尖水平线的交点处
	曲差	足太阳膀胱经	在头部，前发际正中直上 0.5 寸，旁开 1.5 寸
	曲池	手阳明大肠经	在肘区，尺泽与肱骨外上髁上连线的中点处
	曲骨	任脉	在下腹部，耻骨联合上缘，前正中线上
	曲泉	足厥阴肝经	在膝部，腘横纹内侧端，半腱肌肌腱内缘凹陷中
	曲垣	手太阳小肠经	在肩胛区，肩胛冈内侧端上缘凹陷中
	曲泽	手厥阴心包经	在肘前区，肘横纹上，肱二头肌腱的尺侧缘凹陷中
	颧髎	手太阳小肠经	在面部，颧骨下缘，目外眦直下凹陷中
	缺盆	足阳明胃经	在颈外侧区，锁骨上大窝，锁骨上缘凹陷中，前正中线旁开 4 寸

	穴位名称	所属经脉	定位
R	然谷	足少阴肾经	在足内侧，足舟骨粗隆下方，赤白肉际处
	人迎	足阳明胃经	在颈部，横平喉结，胸锁乳突肌前缘，颈总动脉搏动处
	日月	足少阳胆经	在胸部，第7肋间隙，前正中线旁开4寸
	乳根	足阳明胃经	在胸部，第5肋间隙，前正中线旁开4寸
	乳中	足阳明胃经	在胸部，乳头中央
S	三间	手阳明大肠经	在手指，第2掌指关节桡侧近端凹陷中
	三焦俞	足太阳膀胱经	在脊柱区，第1腰椎棘突下，后正中线旁开1.5寸
	三角灸	经外奇穴	在下腹部，以患者两口角之间的长度为一边，作等边三角形，将顶角置于患者脐心，底边呈水平线，两底角处取穴
	三阳络	手少阳三焦经	在前臂后区，腕背侧远端横纹上4寸，尺骨与桡骨间隙中点
	三阴交	足太阴脾经	在小腿内侧，内踝尖上3寸，胫骨内侧缘后际
	商丘	足太阴脾经	在踝区，内踝前下方，舟骨粗隆与内踝尖连线中点凹陷中
	商曲	足少阴肾经	在上腹部，脐中上2寸，前正中线旁开0.5寸
	商阳	手阳明大肠经	在手指，食指末节桡侧，指甲根角侧上方0.1寸（指寸）
	上关	足少阳胆经	在面部，颧弓上缘中央凹陷中
	上巨虚	足阳明胃经	在小腿外侧，犊鼻下6寸，犊鼻与解溪连线上
	上廉	手阳明大肠经	在前臂，肘横纹下3寸，阳溪与曲池连线上
	上髎	足太阳膀胱经	在骶区，正对第1骶后孔中
	上脘	任脉	在上腹部，脐中上5寸，前正中线上
	上星	督脉	在头部，前发际正中直上1寸
	上迎香	经外奇穴	在面部，鼻翼软骨与鼻甲的交界处，近鼻翼沟上端处
	少冲	手少阴心经	在手指，小指末节桡侧，指甲根角侧上方0.1寸（指寸）
	少府	手少阴心经	在手掌，横平第5掌指关节近端，第4、5掌骨之间
	少海	手少阴心经	在肘前区，横平肘横纹，肱骨内上髁前缘
	少商	手太阴肺经	在手指，拇指末节桡侧，指甲根角侧上方0.1寸（指寸）

图解腰椎间盘突出症中医外治法

穴位名称	所属经脉	定位
少泽	手太阳小肠经	在手指，小指末节尺侧，指甲根角侧上方 0.1 寸（指寸）
申脉	足太阳膀胱经	在踝区，外踝尖直下，外踝下缘与跟骨之间凹陷中
身柱	督脉	在脊柱区，第 3 胸椎棘突下凹陷中，后正中线上
神藏	足少阴肾经	在胸部，第 2 肋间隙，前正中线旁开 2 寸
神道	督脉	在脊柱区，第 5 胸椎棘突下凹陷中，后正中线上
神封	足少阴肾经	在胸部，第 4 肋间隙，前正中线旁开 2 寸
神门	手少阴心经	在腕前区，腕掌侧远端横纹尺侧端，尺侧腕屈肌腱的桡侧缘
神阙	任脉	在脐区，脐中央
神堂	足太阳膀胱经	在脊柱区，第 5 胸椎棘突下，后正中线旁开 3 寸
神庭	督脉	在头部，前发际正中直上 0.5 寸
肾俞	足太阳膀胱经	在脊柱区，第 2 腰椎棘突下，后正中线旁开 1.5 寸
十七椎	经外奇穴	在腰区，第 5 腰椎棘突下凹陷中
十宣	经外奇穴	在手指，十指尖端，距指甲游离缘 0.1 寸（指寸），左右共 10 穴
石关	足少阴肾经	在上腹部，脐中上 3 寸，前正中线旁开 0.5 寸
石门	任脉	在下腹部，脐中下 2 寸，前正中线上
食窦	足太阴脾经	在胸部，第 5 肋间隙，前正中线旁开 6 寸
手三里	手阳明大肠经	在前臂，肘横纹下 2 寸，阳溪与曲池连线上
手五里	手阳明大肠经	在臂部，肘横纹上 3 寸，曲池与肩髃连线上
束骨	足太阳膀胱经	在跖区，第 5 跖趾关节的近端，赤白肉际处
俞府	足少阴肾经	在胸部，锁骨下缘，前正中线旁开 2 寸
率谷	足少阳胆经	在头部，耳尖直上入发际 1.5 寸
水道	足阳明胃经	在下腹部，脐中下 3 寸，前正中线旁开 2 寸
水分	任脉	在上腹部，脐中上 1 寸，前正中线上
水沟	督脉	在面部，人中沟的上 1/3 与中 1/3 交点处
水泉	足少阴肾经	在跟区，太溪直下 1 寸，跟骨结节内侧凹陷中
水突	足阳明胃经	在颈部，横平环状软骨，胸锁乳突肌的前缘
丝竹空	手少阳三焦经	在面部，眉梢凹陷中
四白	足阳明胃经	在面部，眶下孔处
四渎	手少阳三焦经	在前臂后区，肘尖下 5 寸，尺骨与桡骨间隙中点

S

	穴位名称	所属经脉	定位
S	四缝	经外奇穴	在手指，第 2~5 指掌面的近侧指间关节横纹的中央，一手 4 穴
	四满	足少阴肾经	在下腹部，脐中下 2 寸，前正中线旁开 0.5 寸
	四神聪	经外奇穴	在头部，百会前后左右各旁开 1 寸，共 4 穴
	素髎	督脉	在面部，鼻尖的正中央
T	太白	足太阴脾经	在跖区，第 1 跖趾关节近端赤白肉际凹陷中
	太冲	足厥阴肝经	在足背，第 1、2 跖骨间，跖骨底结合部前方凹陷中，或触及动脉搏动
	太溪	足少阴肾经	在踝区，内踝尖与跟腱之间的凹陷中
	太阳	经外奇穴	在头部，眉梢与目外眦之间，向后约一横指的凹陷中
	太乙	足阳明胃经	在上腹部，脐中上 2 寸，前正中线旁开 2 寸
	太渊	手太阴肺经	在腕前区，桡骨茎突与腕舟状骨之间，拇长展肌腱尺侧凹陷中
	陶道	督脉	在脊柱区，第 1 胸椎棘突下凹陷中，后正中线上
	提托	经外奇穴	在下腹部，脐下 3 寸，前正中线旁开 1.5 寸
	天池	手厥阴心包经	在胸部，第 4 肋间隙，前正中线旁开 5 寸
	天冲	足少阳胆经	在头部，耳根后缘直上，入发际 2 寸
	天窗	手太阳小肠经	在颈部，横平甲状软骨上缘（约相当于喉结处），胸锁乳突肌的后缘
	天鼎	手阳明大肠经	在颈部，横平环状软骨，胸锁乳突肌后缘
	天府	手太阴肺经	在臂前区，腋前纹头下 3 寸，肱二头肌桡侧缘处
	天井	手少阳三焦经	在肘后区，肘尖上 1 寸凹陷中
	天髎	手少阳三焦经	在肩胛区，肩胛骨上角骨际凹陷中
	天泉	手厥阴心包经	在臂前区，腋前纹头下 2 寸，肱二头肌的长、短头之间
	天容	手太阳小肠经	在颈部，下颌角后方，胸锁乳突肌的前缘凹陷中
	天枢	足阳明胃经	在腹部，横平脐中，前正中线旁开 2 寸
	天突	任脉	在颈前区，胸骨上窝中央，前正中线上
	天溪	足太阴脾经	在胸部，第 4 肋间隙，前正中线旁开 6 寸
	天牖	手少阳三焦经	在肩胛区，横平下颌角，胸锁乳突肌的后缘凹陷中
	天柱	足太阳膀胱经	在颈后区，横平第 2 颈椎棘突上际，斜方肌外缘凹陷中

	穴位名称	所属经脉	定位
T	天宗	手太阳小肠经	在肩胛区，肩胛冈中点与肩胛骨下角连线上 1/3 与 2/3 交点凹陷中
	条口	足阳明胃经	在小腿外侧，犊鼻下 8 寸，犊鼻与解溪连线上
	听宫	手太阳小肠经	在面部，耳屏正中与下颌骨髁突之间的凹陷中
	听会	足少阳胆经	在面部，耳屏间切迹与下颌骨髁突之间的凹陷中
	通里	手少阴心经	在前臂前区，腕掌侧远端横纹上 1 寸，尺侧腕屈肌腱的桡侧缘
	通天	足太阳膀胱经	在头部，前发际正中直上 4.0 寸，旁开 1.5 寸
	瞳子髎	足少阳胆经	在面部，目外眦外侧 0.5 寸凹陷中
	头临泣	足少阳胆经	在头部，前发际上 0.5 寸，瞳孔直上
	头窍阴	足少阳胆经	在头部，耳后乳突的后上方，当天冲与完骨的弧形连线（其弧度与耳郭弧度相应）的上 2/3 与下 1/3 交点处
	头维	足阳明胃经	在头部，额角发际直上 0.5 寸，头正中线旁开 4.5 寸处
W	外关	手少阳三焦经	在前臂后区，腕背侧远端横纹上 2 寸，尺骨与桡骨间隙中点
	外踝尖	经外奇穴	在踝区，外踝的最凸起处
	外劳宫	经外奇穴	在手背第 2、3 掌骨间，掌指关节后 0.5 寸（指寸）凹陷中
	外陵	足阳明胃经	在下腹部，脐中下 1 寸，前正中线旁开 2 寸
	外丘	足少阳胆经	在小腿外侧，外踝尖上 7 寸，腓骨前缘
	完骨	足少阳胆经	在头部，耳后乳突的后下方凹陷中
	腕骨	手太阳小肠经	在腕区，第 5 掌骨基底与三角骨之间的赤白肉际凹陷处中
	维道	足少阳胆经	在下腹部，髂前上棘内下 0.5 寸
	委阳	足太阳膀胱经	在膝部，腘横纹上，股二头肌腱内侧缘
	委中	足太阳膀胱经	在膝后区，腘横纹中点
	胃仓	足太阳膀胱经	在脊柱区，第 12 胸椎棘突下，后正中线旁开 3 寸
	胃脘下俞	经外奇穴	在脊柱区，横平第 8 胸椎棘突下，后正中线旁开 1.5 寸
	胃俞	足太阳膀胱经	在脊柱区，第 12 胸椎棘突下，后正中线旁开 1.5 寸
	温溜	手阳明大肠经	在前臂，腕横纹上 5 寸，阳溪与曲池连线上
	屋翳	足阳明胃经	在胸部，第 2 肋间隙，前正中线旁开 4 寸

	穴位名称	所属经脉	定位
W	五处	足太阳膀胱经	在头部，前发际正中直上 1.0 寸，旁开 1.5 寸
	五枢	足少阳胆经	在下腹部，横平脐下 3 寸，髂前上棘内侧
X	膝关	足厥阴肝经	在膝部，胫骨内侧髁的下方，阴陵泉后 1 寸
	郄门	手厥阴心包经	在前臂前区，腕掌侧远端横纹上 5 寸，掌长肌腱与桡侧腕屈肌腱之间
	膝眼	经外奇穴	屈膝，在髌韧带两侧凹陷处，在内侧的称内膝眼，在外侧的称外膝眼
	膝阳关	足少阳胆经	在膝部，股骨外上髁后上缘，股二头肌腱与髂胫束之间的凹陷中
	侠白	手太阴肺经	在臂前区，腋前纹头下 4 寸，肱二头肌桡侧缘处
	侠溪	足少阳胆经	在足背，第 4、5 趾间，趾蹼缘后方赤白肉际处
	下关	足阳明胃经	在面部，颧弓下缘中央与下颌切迹之间凹陷处
	下极俞	经外奇穴	在腰区，当后正中线上，第 3 腰椎棘突下
	下巨虚	足阳明胃经	在小腿外侧，犊鼻下 9 寸，犊鼻与解溪连线上
	下廉	手阳明大肠经	在前臂，肘横纹下 4 寸，阳溪与曲池连线上
	下髎	足太阳膀胱经	在骶区，正对第 4 骶后孔中
	下脘	任脉	在上腹部，脐中上 2 寸，前正中线上
	陷谷	足阳明胃经	在足背，第 2、3 跖骨间，第 2 跖趾关节近端凹陷中
	消泺	手少阳三焦经	在臂后区，肘尖与肩峰角连线上，肘尖上 5 寸
	小肠俞	足太阳膀胱经	在骶区，横平第 1 骶后孔，骶正中嵴旁 1.5 寸
	小骨空	经外奇穴	在手指，小指背面，近侧指间关节的中点处
	小海	手太阳小肠经	在肘后区，尺骨鹰嘴与肱骨内上髁之间凹陷中
	心俞	足太阳膀胱经	在脊柱区，第 5 胸椎棘突下，后正中线旁开 1.5 寸
	新设	经外奇穴	在第 3、4 颈椎之间，后正中线旁开 1.5 寸
	囟会	督脉	在头部，前发际正中直上 2 寸
	胸乡	足太阴脾经	在胸部，第 3 肋间隙，前正中线旁开 6 寸
	悬厘	足少阳胆经	在头部，从头维至曲鬓的弧形连线（其弧度与鬓发弧度相应）的上 3/4 与下 1/4 的交点处
	悬颅	足少阳胆经	在头部，从头维至曲鬓的弧形连线（其弧度与鬓发弧度相应）的中点处
	悬枢	督脉	在脊柱区，第 1 腰椎棘突下凹陷中，后正中线上
	悬钟	足少阳胆经	在小腿外侧，外踝尖上 3 寸，腓骨前缘

	穴位名称	所属经脉	定位
X	璇玑	任脉	在胸部,胸骨上窝下1寸,前正中线上
	血海	足太阴脾经	在股前区,髌底内侧端上2寸,股内侧肌隆起处
	血压点	经外奇穴	在第6、7颈椎棘突之间,后正中线旁开2寸
Y	哑门	督脉	在颈后区,第2颈椎棘突上际凹陷中,后正中线上
	阳白	足少阳胆经	在头部,眉上一寸,瞳孔直上
	阳池	手少阳三焦经	在腕后区,腕背侧远端横纹上,指伸肌腱的尺侧缘凹陷中
	阳辅	足少阳胆经	在小腿外侧,外踝尖上4寸,腓骨前缘
	阳纲	足太阳膀胱经	在脊柱区,第10胸椎棘突下,后正中线旁开3寸
	阳谷	手太阳小肠经	在腕后区,尺骨茎突与三角骨之间的凹陷中
	阳交	足少阳胆经	在小腿外侧,外踝尖上7寸,腓骨后缘
	阳陵泉	足少阳胆经	在小腿外侧,腓骨头前下方凹陷中
	阳溪	手阳明大肠经	在腕区,腕背侧远端横纹桡侧,桡骨茎突远端,解剖学"鼻烟窝"凹陷中
	养老	手太阳小肠经	在前臂后区,腕背横纹上1寸,尺骨头桡侧凹陷中
	腰奇	经外奇穴	在骶区,尾骨端直上2寸,骶角之间凹陷中
	腰俞	督脉	在骶区,正对骶管裂孔,后正中线上
	腰痛点	经外奇穴	在手背,第2、3掌骨间及第4、5掌骨间,腕背侧远端横纹与掌指关节的中点处
	腰眼	经外奇穴	在腰区,横平第4腰椎棘突下,后正中线旁开3.5寸凹陷中
	腰阳关	督脉	在脊柱区,第4腰椎棘突下凹陷中,后正中线上
	腰宜	经外奇穴	在腰区,第4腰椎棘突下,后正中线旁开3寸
	液门	手少阳三焦经	在手背,第4、5指间,指蹼缘后方赤白肉际处
	譩譆	足太阳膀胱经	在脊柱区,第6胸椎棘突下,后正中线旁开3寸
	意舍	足太阳膀胱经	在脊柱区,第11胸椎棘突下,后正中线旁开3寸
	翳风	手少阳三焦经	在颈部,耳垂后方,乳突下端前方凹陷中
	翳明	经外奇穴	在颈部,翳风后1寸
	阴包	足厥阴肝经	在股前区,髌底上4寸,股薄肌与缝匠肌之间
	阴都	足少阴肾经	在上腹部,脐中上4寸,前正中线旁开0.5寸
	阴谷	足少阴肾经	在膝后区,腘横纹上,半腱肌肌腱外侧缘
	阴交	任脉	在下腹部,脐中下1寸,前正中线上

穴位名称	所属经脉	定位
阴廉	足厥阴肝经	在股前区，气冲直下 2 寸
阴陵泉	足太阴脾经	在小腿内侧，胫骨内侧髁下缘与胫骨内侧缘之间的凹陷中
阴市	足阳明胃经	在股前区，髌底上 3 寸，股直肌肌腱外侧缘
阴郄	手少阴心经	在前臂前区，腕掌侧远端横纹上 0.5 寸，尺侧腕屈肌腱的桡侧缘
殷门	足太阳膀胱经	在股后区，臀沟下 6 寸，股二头肌与半腱肌之间
龈交	督脉	在上唇内，上唇系带与上牙龈的交点
隐白	足太阴脾经	在足趾，大趾末节内侧，趾甲根角侧后方 0.1 寸（指寸）
印堂	督脉	在头部，两眉毛内侧端中间的凹陷中
膺窗	足阳明胃经	在胸部，第 3 肋间隙，前正中线旁开 4 寸
迎香	手阳明大肠经	在面部，鼻翼外缘中点，鼻唇沟中
涌泉	足少阴肾经	在足底，屈足卷趾时足心最凹陷处
幽门	足少阴肾经	在上腹部，脐中上 6 寸，前正中线旁开 0.5 寸
鱼际	手太阴肺经	在手外侧，第 1 掌骨桡侧中点赤白肉际处
鱼腰	经外奇穴	在头部，瞳孔直上，眉毛中
玉堂	任脉	在胸部，横平第 3 肋间隙，前正中线上
玉液	经外奇穴	在口腔内，舌下系带右侧的静脉上
玉枕	足太阳膀胱经	在头部，后发际正中直上 2.5 寸，旁开 1.3 寸
彧中	足少阴肾经	在胸部，第 1 肋间隙，前正中线旁开 2 寸
渊腋	足少阳胆经	在胸外侧区，第 4 肋间隙中，在腋中线上
云门	手太阴肺经	在胸部，锁骨下窝凹陷中，肩胛骨喙突内缘，前正中线旁开 6 寸
章门	足厥阴肝经	在侧腹部，第 11 肋游离端的下际
照海	足少阴肾经	在踝区，内踝尖下 1 寸，内踝下缘边际凹陷中
辄筋	足少阳胆经	在胸外侧区，第 4 肋间隙中，腋中线前 1 寸
正营	足少阳胆经	在头部，前发际上 2.5 寸，瞳孔直上
支沟	手少阳三焦经	在前臂后区，腕背侧远端横纹上 3 寸，尺骨与桡骨间隙中点
支正	手太阳小肠经	在前臂后区，腕背侧远端横纹上 5 寸，尺骨尺侧与尺侧腕屈肌之间
至阳	督脉	在脊柱区，第 7 胸椎棘突下凹陷中，后正中线上

Y 对应行: 阴廉 至 云门
Z 对应行: 章门 至 至阳

穴位名称	所属经脉	定位
至阴	足太阳膀胱经	在足趾，小趾末节外侧，趾甲根角侧后方 0.1 寸（指寸）
志室	足太阳膀胱经	在腰区，第 2 腰椎棘突下，后正中线旁开 3 寸
秩边	足太阳膀胱经	在骶区，横平第 4 骶后孔，骶正中嵴旁开 3 寸
中冲	手厥阴心包经	在手指，中指末端最高点
中都	足厥阴肝经	在小腿内侧，内踝尖上 7 寸，胫骨内侧面的中央
中渎	足少阳胆经	在股部，腘横纹上 7 寸，髂胫束后缘
中封	足厥阴肝经	在踝区，内踝前，胫骨前肌腱的内侧缘凹陷处
中府	手太阴肺经	在胸部，横平第 1 肋间隙，锁骨下窝外侧，前正中线旁开 6 寸
中极	任脉	在下腹部，脐中下 4 寸，前正中线上
中魁	经外奇穴	在手指，中指背面，近侧指间关节的中点处
中髎	足太阳膀胱经	在骶区，正对第 3 骶孔中
中膂俞	足太阳膀胱经	在骶区，横平第 3 骶后孔，骶正中嵴旁 1.5 寸
中泉	经外奇穴	在腕背侧横纹中，当指总伸肌腱桡侧的凹陷处
中枢	督脉	在脊柱区，第 10 胸椎棘突下凹陷中，后正中线上
中庭	任脉	在胸部，剑突尖所在处，前正中线上
中脘	任脉	在上腹部，脐中上 4 寸，前正中线上
中渚	手少阳三焦经	在手背，第 4、5 掌骨间，掌指关节近端凹陷中
中注	足少阴肾经	在下腹部，脐中下 1 寸，前正中线旁开 0.5 寸
周荣	足太阴脾经	在胸部，第 2 肋间隙，前正中线旁开 6 寸
肘尖	经外奇穴	在肘后区，尺骨鹰嘴的尖端
肘髎	手阳明大肠经	在肘区，肱骨外上髁上缘，髁上嵴的前缘
筑宾	足少阴肾经	在小腿内侧，太溪直上 5 寸，比目鱼肌与跟腱之间
子宫	经外奇穴	在下腹部，脐中下 4 寸，前正中线旁开 3 寸
紫宫	任脉	在胸部，横平第 2 肋间隙，前正中线上
足临泣	足少阳胆经	在足背，第 4、5 跖骨底结合部的前方，第 5 趾长伸肌腱外侧凹陷中
足窍阴	足少阳胆经	在足趾，第 4 趾末节外侧，趾甲根角侧后方 0.1 寸（指寸）
足三里	足阳明胃经	在小腿前外侧，犊鼻下 3 寸，犊鼻与解溪连线上
足通谷	足太阳膀胱经	在足趾，第 5 跖趾关节的远端，赤白肉际处
足五里	足厥阴肝经	在股前区，气冲直下 3 寸，动脉搏动处

左侧栏竖排：图解腰椎间盘突出症中医外治法　Z